笨蛋！問題
都出在三餐

劉乂鳴　著

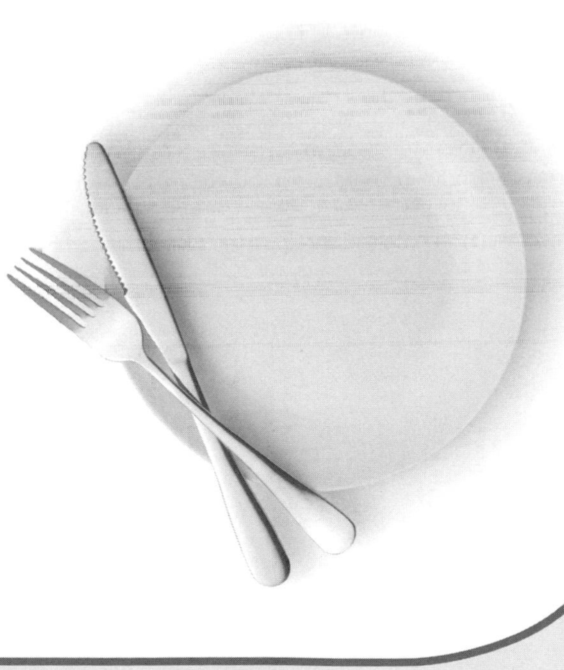

作者序

作者序

我在小學畢業後跟著家人一起移民到阿根廷住了14年，在阿根廷布宜諾斯艾利斯大學醫學院，拿到了一個「醫學博士」的學位；然後又在美國約翰霍普金斯大學公共衛生研究所拿到一個「醫療政策與管理」之公共衛生博士DrPH（Doctor of Public Health）學位，接著在台灣展開一連串的醫療外科訓練，從擔任外科醫師開始，一直到醫美產業，最近則開始接觸比較多醫療企業的管理。

本書的名稱是《笨蛋，問題都出在三餐》。你吃了一輩子，卻不知道吃三餐是很不正常的事情！其實，在人類的歷史而言——吃三餐這個習慣並沒有發生太久。上帝是公平的，祂給我們每個人一個身體、一套健康系統，交給我們各自管理，結果自己負責。

若說人一輩子吃幾餐（沒有意外的話）都差不多，快快吃完就早早去見祂；慢慢享用則可以延年益壽，**You are what you eat!**

有的人選擇大吃大喝活在當下，不認為自己可能會心肌梗塞或中風；有的人則懂得規劃健康、執行節食健身，預防勝過治療不只是說說，而是身體力行。

It's all about choices!

榮總心臟內科名醫江晨恩說：「高血壓有所謂的『10公斤理論』，江晨恩表示，研究已經證實，肥胖的人每減重10公斤，就可降低收縮壓5到20毫米汞柱（mmHg），而每顆降血壓藥物的療效，也大多只有10左右毫米汞柱（mmHg）而已，因此減重10公斤、就能少吃一顆藥。」

這正是用不同方式說出我一直在說的——減重成功就等於成功「減藥」甚至「戒藥」。高血壓和糖尿病患者都知道，血壓、血糖藥都是吃一輩子的，但減重卻可以破解這樣的邏輯，減重治百病絕對不是唬爛的宣言，話說人瑞當中連一個胖子也沒有！

Mark Mattson在TED發表演講，他是約翰霍普金斯大學教授，與我師出同門。平常人要謙虛一點，可是這時候就不能不拿王牌老K出來，給那些存心踢館的人了解一下我的底。

我這一套講的是飲食、運動、營養補充的「醫療改革」。「醫療改革」就是推翻動不動就要吃藥的醫療習慣。不舒服不是只有吃藥一條路，我會用很多個人的經驗寫在書裡面。厲害的醫生描述案例，更厲害的醫生是描述自己的案例。我是最成功的一個病例，所以我就是權威，有人來踢館的時候，我就反踢回去，因為我有實證、不是亂講。

本人研究出來的減肥法經過個人與減肥社友親身驗證，一再證明其正確與正統性，也一再反駁沒吃會怎樣不好、少吃會怎樣缺乏等迷思。藉著減肥的吃與不吃、怎麼運動以及營養如何補充來達到健康、不復胖的「劉氏減重法」，闡述我的「醫療改革」。

4年前，我的體重還在105公斤時，明知道肥，還是無意識地想吃就吃、不餓也吃，晚上睡覺前肚子很漲很不舒服、像廚餘桶，睡覺時胃食道逆流很嚴重，灼熱感、痛苦不堪都在我身上發生過，當時我也覺得要減肥，但人性總是想找找看有沒有什麼不用減餐就可以瘦的方法，但找來找去就是找不到，最後只得乖乖執行禁食計劃，如今享「瘦」美妙滋味，感謝上帝之餘，覺得有責任和更多人分享！

目錄

Chapter 2
禁食 Yes or No?

Chapter 3
從禁食、運動到「真健康」

Chapter 4
顛覆「營養」概念，重建「健康」思維

Chapter 5
讓營養啟動你身體的環保系統

後記

196

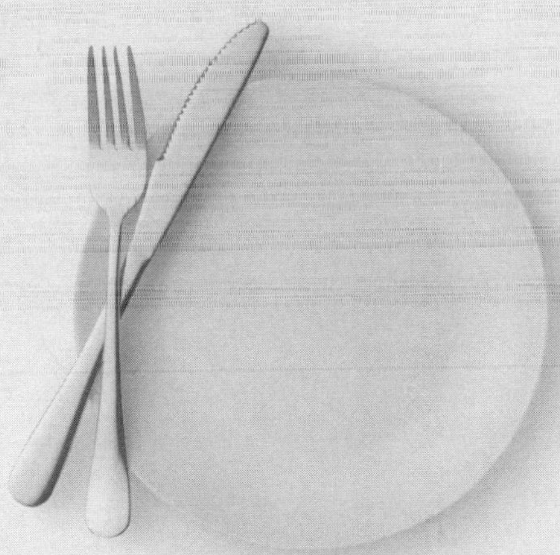

Chapter 1
那些肥胖教會我們的事

我希望大家能夠擁有一個合理、合宜的體格，在適當的體重之情況下生活，所以我們希望能夠享「瘦」「建」美。

請注意！這個「建」美的「建」不太一樣，是建立的建，我們要建立一個美的身型，重點是，我們要從代謝的角度看肥胖。經統計，台灣大概有85%的人曾經嘗試減肥，這是一個大概的統計數字，但是這當中，極大多數的人是失敗的，失敗的意思就是說：在減肥的過程中，有時候越減越肥，有時候減了一點還不錯，可是後來又胖回來……有的人試過各式各樣的減肥方式，有的很激烈、有的很另類、有的很有趣……

外界奇奇怪怪的減肥方式很多，但是好像成功率都不太高，或可說是低得驚人，甚至還聽說過成功減肥的不到1%！然而我認為成功減肥就是：「減到合適的體重、而且永遠不會再胖回去！」我的觀念跟別人完全不一樣，甚至與市面上減肥方式背道而馳，卻百分百有效讓很多百公斤以上的胖子體重降下來，讓地球減輕許多負擔。

減重有三大領域：

1. 飲食——吃與不吃
2. 運動——有氧與無氧
3. 營養處方——不吃藥的關鍵

1.1

你無法相信！肥胖到底有多可怕

很多人提到減肥，還是停留在「愛漂亮」的思考。但你可能不知道，減肥，可以降低罹癌風險！減肥的方式，從飲食、運動、藥物到手術，都需要個人化評估。什麼是減肥的最基本要求？還是老話一句：「控制嘴巴、持續運動」。

2017年2月28日，英國醫學期刊發表了一篇關於肥胖的論文，結論強力支持「肥胖會提高十一種癌症（食道癌、多發性骨髓癌、胃癌、大腸癌、直腸癌、膽道系統癌、胰臟癌、乳癌、子宮內膜癌、卵巢癌、腎臟癌）風險」！

癌症風險增加的幅度，會跟「身體質量指數」、「體重」、「腰臀比」等三項因素，呈現正相關。成年女性，每增加5公斤體重，停經後得到乳癌的風險，會增加11%。成年女性，腰臀比每增加0.1，子宮內膜癌風險，會增加21%。

莫讓肥胖成為台灣之「光」

根據衛生福利部國民健康署統計，台灣成年人過重及肥胖盛行率為

43%，男性比率為48.9%、女性比率為38.3%；國小學童過重及肥胖比率為30.4%，男童為34.2%、女童為26.2%；國中生過重及肥胖比率為29.8%，其中男生34.3%、女生25.0%。

換句話說，成年男性每2個有1個要減肥，成年女性每3個有1個要減肥，國中以下學生則每3個有1個該減肥。世界肥胖聯盟資料2015年指出，成年人及兒童肥胖比率，台灣是亞洲冠軍！

減重≠減肥

大家要記得，減重並不等於減肥！很多人，使用錯誤的方法減掉體重，造成肌肉流失、代謝率下降，體脂肪更難被消除！正確的做法，應該把注意力放在減「肥」，以「減去脂肪並保留肌肉」為原則。

單純的「體重」跟「身體質量指數」，並不能客觀地呈現一個人的身體狀態，「腰臀比」跟「體脂肪率」也是很重要的指標！

Body Mass Index 身體質量指數（又稱為身高體重指數）

BMI > 24.5 = 過重

BMI > 30 = 肥胖

根據最新公布的研究，全球平均每十個人就有一人有肥胖問題。此外，不論貧窮或富有國家，肥胖問題都有惡化的趨勢，在許多國家，兒童的肥胖問題更甚於成年人。

在2014年，全球約四百萬人死於肥胖所引起的相關疾病，40%以上發生於過重卻不肥胖者（24.5 < BMI < 30）。以前認為BMI要30以上的人健康問題才會造成重大疾病死亡，但是現在BMI僅僅是過重未達肥胖的這一群人，突然被發現竟有這麼高的死亡率，而且死亡率不斷攀升……可見，

嚴格的體重控制是很重要的，有一點點胖可能被忽略，死亡率卻會提高！這是個驚人的發現，也藉此告訴自己，嚴格減重減脂是對的！

（以上數據出處：https://goo.gl/4367L5）

1.2

胖，是身體生病了！腫，是身體發炎了！

我的名言：「肌肉多，脂肪少，就是健康。肌肉少，脂肪多，就是慢性疾病。」所以我們才要減肥，因為減肥治百病。所以「只要減肥成功，就不需要吃藥」這是我要強調的重點。

WHO（World Health Organization）「世界衛生組織」在2016上半年宣稱：「人類健康最大的殺手是香菸。」指的就是香菸可以造成最多疾病，但直到2016下半年，世界衛生組織改口說：「人類健康最大的殺手是肥胖。」肥胖取代了香菸變成健康殺手第一名了，換句話說，肥胖造成的疾病超過香菸造成的疾病，香菸已經退位屈居第二。

所以我稱肥胖是代謝病中的魔王，它慢慢地來，我們沒有查覺，以至於當我們發現它的危害時已經很晚了……既然腫胖常常是發炎，國人一般的習慣就是：吃消炎藥。這條路可不可行？我在此提出一個解答，就是：少吃一點！少吃一點食物才可以消炎，而不是吃消炎藥；自身免疫力才能夠促使消炎，消炎藥不能消炎，知道嗎？

如果病人罹患細菌感染，或者是敗血症，這種疾病在加護病房治療的時候，抗生素只能貢獻 10% 的療效，90% 還是要靠身體的免疫力。

胖！就是身體生病了，但還沒有到可以檢查出來的程度！除了體重增加以外，可能你的各項檢查數據都在升高，但還沒有到達生病的狀態，不過這是一種慢性變化的過程，肥胖也是代表身體發炎了！發炎這件事情是肥胖導致的，同時是很多疾病的來源；少食可以幫助自身免疫力來達成消炎效果。

所以肥胖對健康的殺傷力是很強的——「只要減重，就可以救很多人。」

在此，我要提到的是服用減肥藥的減肥法，雖然吃藥的時候會瘦，不吃保證胖回去，但是我甚至不排斥採用藥物來減重，若能因此有效控制肥胖所衍生的各種問題，就是醫療的革命！健保局也不需要再承擔因肥胖而來的各項慢性病龐大的藥費負擔，導致在樽節財務的惡性循環下，使得台灣健保給的藥越來越差。

說到底，問題都出在肥胖，只要來按照我的方法減肥，你就不會得到這些因肥胖造成的疾病，也就不用吃藥。

人在肥胖時對自己的體型感到自卑，因而避免拍照是常見的，我以前也很不喜歡看自己爆肥的樣子。不過，現在卻很喜歡拿出舊照來讓人仔細瞧瞧我前後的轉變。減肥成功後您會發現，以前的照片是非常珍貴的，因為一旦減下來，一輩子都不會想要再胖回去！

抑制飢餓神經中樞，要回歸身體機制

朱家宏醫師說：「關於飲食，不要吃宵夜、不要吃高熱量食物、儘量食用高纖食物、多喝水少吃糖、少吃鹽……這些已經是廢話，所有的減肥飲食指南都有提到，只是一般人做不到。」這些話說得好！我已經說到沒感覺、說到麻痺！不過我還是感謝上帝，唯有自己做到，說話才可以大聲！

我經過西方醫療完整資歷的訓練，深深體會到，醫療最簡單就是開藥，最難的就是行為模式的改變，我自己減重三十五公斤全無用藥，其中，怎麼作息、運動、吃與不吃等的關鍵，就是瘦下來沒有再胖回去的原因。

坊間常見的減重法為什麼總是失敗？為什麼吃藥減重常常停藥後會胖回去？像是新聞上說一個新加坡進口的減重產品，經許多藝人使用反應，都說成效很好，但它不是「減肥藥」，而是被包裝成「減重產品」，結果這個「減重產品」成份裡面檢驗出有「藥」的成份，而且裡面含有「安非他命」。

「安非他命」本身就是減肥藥的主要成份之一，因為它會讓你不想吃飯，所以坊間減重把戲常見這老梗，玩不出新的東西。「安非他命」你吃了三天，就算不吃飯，也可以三天不睡覺，整個人超嗨的。這些人為什麼都很瘦？因為「安非他命」可以抑制飢餓神經中樞，他們都不用吃飯，當然會瘦。

而我也會讓你抑制飢餓神經中樞，但是，我用的是跟大腦對話的方式，叫你不吃或少吃，而不是依靠外在的藥物。所以我這個方法沒有藥物的傷害、沒有藥物的殘留、沒有藥物的作用，而是依靠自己的意志力，超級健康、不用吃藥，藉此避免藥物所產生的副作用。

抑制飢餓神經中樞的方法就是「跟大腦對話」。

例如，當大腦說餓了要買便當，你就好像被催眠，就算不餓，也會走出去買便當。不是說絕對不可以去買便當，而是要改變自己的行為，有意識的去約束自己的行為，自己問自己：「我真的需要買嗎？」、「我真的需要吃嗎？」大腦一直要你吃，你還可以回答大腦：「我不餓，我可以等下一餐。」大腦會放你一馬（leave you alone）幾個小時。

你不吃時，肚子會開始抗議，它會分泌一些胃酸，讓你有餓的感覺，這時，你就要去學習處理這些問題，一切都需要鍛鍊。

像我自己，今天星期三，我早上會去健身房，所以吃了早餐，可是我從今天午餐開始，我會有五頓飯不吃，我下一頓飯就是禮拜五的早餐，因為我又要上健身房，所以這五頓飯是0卡。那我什麼時候會餓？就是現在跟晚上我會餓，因為身體會分泌胃酸，可是我明天睡起來，胃已經知道我不會給它食物，它就不會再分泌胃酸，我也就不會餓了。

我明天還要再餓三頓飯，但因為沒有胃酸，所以不會餓。飢餓感不是浪潮，一波接一波，而是潮汐，來時洶湧，退掉就沒事。再來個顛覆性觀念：「餓過頭，就餓成功了！」。

1.3

人瘦百搭！減肥治百病

我的父親八十四歲，他在美國血糖控制得不太好，本來要被抓去打胰島素了，這胰島素一打下去是不歸路，我就請他回到台灣跟我一樣禁食，我不吃，也不讓他吃。接著，我讓父親出去外面快走一個半小時，回來還不讓他吃，禁食運動減肥是拯救慢性病人的救星。

他用了我的方式減重，糖尿病沒有了、頭腦越來越清醒、也不用打胰島素，經濟效益高，3個月之後他回美國，血糖103，非常的正常，也不再需要打胰島素了。我們家有糖尿病的家族基因，我自己也是快到糖尿病鬼門關的前一刻，用我的減重法把自己救了回來。

腰圍減十四吋，好幾條皮帶打了十二個洞，我朋友就說：「你為什麼不把皮帶剪短一點？」我說：「這樣看起來沒有視覺效果，我要在台上表演繞兩圈的皮帶。」腰圍如果減下來，保證你不會有病、血糖正常、血壓也會正常。

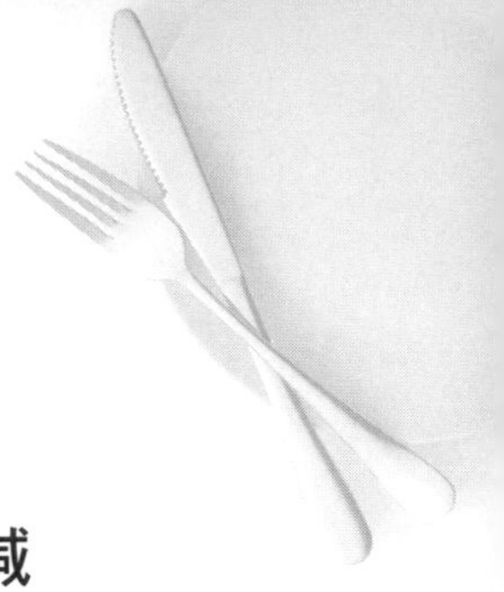

減肥為什麼很難？你沒有征服「大腦」

我曾看過一則報導說，減重成功率只有0.5%，但透過我這個有系統的方式，一旦成功就不會再失敗。重點在於，用藥壓抑大腦成就的減肥，只要沒有藥物持續控制大腦，就會被大腦控制回來，所以「減肥」需要從大腦開始轉變，而不是依靠外在的藥物。

在我這個系統裡面，大腦已經訓練好，所以不會失敗。這樣的減肥方式，不用依靠任何藥物，而是涉及心理學、行為學，越來越多像我這樣身體力行的見證者出現，就會成為一個強大的醫學系統。所以，這不一定要用醫學方式去做，它可以是很多元的，可以善用社群網站，大家一起身體力行，成為強大的漩渦效應，減肥一定可以成功，不復胖。

「減肥失敗原因排行榜」

1. 意志力鬆懈
2. 營養素缺乏（肥胖非營養過盛，而是營養極度不良）
3. 錯誤認知：以為只要多運動，不用節食就可以成功
4. 美食引誘
5. 飢不擇食
6. 生活不規律，暴飲暴食
7. 社交活動太頻繁，因社交常伴隨美食
8. 活著那麼痛苦做什麼？吃吧！
9. 冬天到了！「饑寒交迫，相忍未果」
10. 雖有節食減餐，但是運動量不足

以上是統合網友的意見列出減肥失敗的原因，相信實際上肯定還有更多原因……重點是，減肥相關的訊息太多、太亂、太誤導、太唬爛，是時候

提出減重市場一統江湖的終極理論及方法，so let me keep developing my theories!

胖，因為腦子有病

暴飲暴食導致的肥胖問題，問題都出在大腦，所以要克服、馴服、征服、制伏大腦，產生行為模式改變，才有可能減肥。

在我二十五歲以前，都還是標準身材，後來因為暴飲暴食，所以身材走樣、越來越胖。說胖是因為腦子有病，原因是自己也曾經歷過這個時期，拿到食物就往嘴巴裡塞，也不清楚食物的味道、拼命塞食物進去，導致身材越來越無法控制。

而現在我透過跟大腦對話的方式，克服、馴服、征服、制服我的大腦，到現在我的身材，比起我二十五歲時還要好。

我女兒的同學還羨慕的對我女兒說：「妳爸好厲害，有八塊腹肌耶！」我聽到了就感覺到這一切很值得、很有成就感。

美國TLC電視台真人秀《我的600磅人生》（My 600-lb. Story），拍攝一群超過600磅的胖子怎麼下定決心減重。我好奇的是為什麼等肥胖到600磅才覺得自己要減肥？因為在床上翻不了身，突然發現自己離死亡只有一步之遙，500、600磅的胖子躺在床上無法動彈，後來漸漸瘦成400磅，在家人的攙扶下才有辦法走，然後再來慢慢瘦下來，可以自己走路。

這需要多大的改變，需要多久時間？肥胖是一個溫水煮青蛙的概念，人一開始沒有意識到肥胖對自己有什麼影響，還是拼命吃東西，到後來發現生活沒有辦法自理，例如說，沒有辦法自己上廁所、自己起床、自己走動、需要你的伴侶或子女幫你買食物，然後每一餐餵你，而且餵你的都是漢堡、薯條，熱量高達幾千甚至上萬大卡，怎麼可能不肥死！

人體是一個非常有意思的東西，只要你有多出來的脂肪，它一定可以找得到地方堆積、無限制的堆積，這是件很可怕的事情。

講了那麼多，你覺得飢餓如何呢？是否應該鼓勵？漢堡、薯條用塞的、用吞的，這樣是享受食物、享受美食嗎？不是因為餓了才吃，而是一種大腦的潰堤。所以可以忍受飢餓是一個很大的福氣，「能吃不是福，能不吃才是福」。因此我們可以先學著體認飢餓的好處、為飢餓說好話、體認飢餓帶來的優點。

1.4

肥胖是營養不良，跟你想的不一樣！

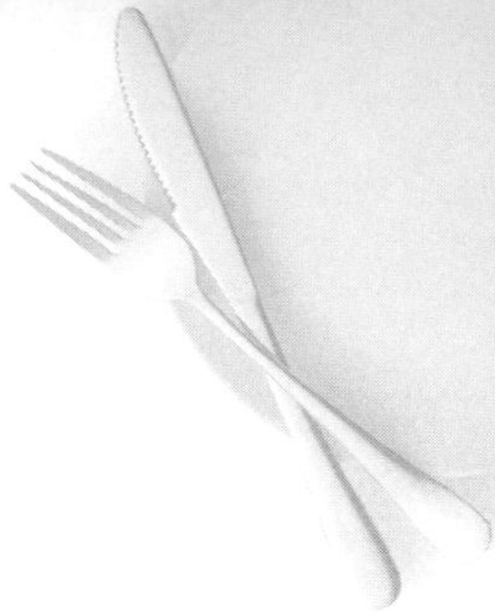

大家對「營養不良」的刻版印象就是非洲的小孩子，頭大大的、皮包骨、但是肚子鼓鼓的，但這只是貧窮國家刻版印象的營養不良。

肥胖才是最普遍的營養不良，肥胖就是身體的營養不均衡。

那麼這種不均衡要怎麼樣去補充？細胞如果病了，我們的器官，像是肝臟、心臟、肺臟，以至於身體的系統，像是循環系統、免疫系統、淋巴系統、神經系統等功能都會發生問題。

在社交應酬的大餐之後，我們會不知不覺地堆積一些脂肪，脂肪也是細胞，當你的細胞開始出問題的時候，接下來要剉嘞等的就是器官和系統。全身最沒功能的細胞叫做「脂肪細胞」Adipocytes，在體重600磅的人身上，脂肪細胞大概就是他身上最多的細胞。但是脂肪細胞的數量不會因為肥胖而增加，只是它的體積可以無限量擴大。

脂肪細胞怎麼樣讓它變小？這個是我們要研究的一個議題。所以當你有高體脂，你罹患代謝疾病、退化性疾病、慢性疾病、重大疾病、惡性疾病的機率全部都會往上提升，這也就是肥胖為什麼可怕！因為肥胖為慢性病之母，只要你一胖，立即百病叢生。

減重前，先排解你的迷思

要正確減重，拒絕減重迷思，就要聽我這個「解迷思」專家的意見。一般迷思都是從親友跟網路來的，但在資訊不正確、被誤導的情況下，結果是致命的。現將迷思列舉如下：

◆要少量多餐

大家都會講要減肥就要少量多餐，真是天大誤會！少量多餐等於多量，多量是不能減肥的。「少量多餐」通常是胃潰瘍或胃腸道手術後恢復期的飲食方式，由專業營養師配製適合的餐飲建議供病人食用，什麼時候被拿來當作一般人減肥用方？實在是不懂！

◆不能吃澱粉

「不能吃澱粉」也是很多人一直在強調的，但是普遍的飲食大概50～60%都是澱粉構成，突然叫你不要吃澱粉，第一個：能辦到嗎？第二個：能持續多久？

一位日本醫師寫了《無澱粉的飲食》，這本書讓很多肥胖的人，很成功的在短時間減了很多的重量，後來就請了一位上了年紀的公眾人物來代言，他也按照醫師的做法，做了一段時間，減了很多重量，結果有一天突然猝死。

猝死的原因直接跟他沒有吃澱粉息息相關，零澱粉造成身體得不到及時的能量供應，而心臟是一個需要不停能量供應的器官，三分鐘沒有得到能量的供應，導致缺氧、心肌梗塞，最後猝死。所以當你的資訊若是不正確，結果可能是致命的，務必要很小心。

◆節食基礎代謝率會降低

食物減量不會造成基礎代謝率增加或減少，運動量才會增加基礎代謝率。

◆我是易胖體質

很多人說：「我喝水就會胖」，然後很羨慕那些吃大魚大肉、卻永遠都那麼瘦的人。如果看到我以前的照片，我應該也算是「易胖體質」，可是我不相信有哪個人是「絕對易胖體質」，或者是「絕對不易胖體質」，這種都只是感覺、沒有什麼根據的說法。

◆肌肉一塊一塊好可怕，我可不想變成金剛芭比

減重有一環很重要，是要練肌肉，但是沒有練肌肉的民眾，特別是婦女，往往會說：「哎唷！練肌肉一塊一塊，好可怕喔！我可不想變成金剛芭比。」

我通常會告訴這些人：「我練肌肉練了三十幾年，變成「綠巨人浩克」了嗎？」可見肌肉沒有那麼容易練出來，兩三天就變成金剛芭比？想像力未免太豐富，不會發生的啦！

◆少吃多運動

「少吃」是無法「多運動」的，因為「多運動」需要「多能量」，所以「正常吃，多運動」才是正解。

Chapter 2
禁食 Yes or No?

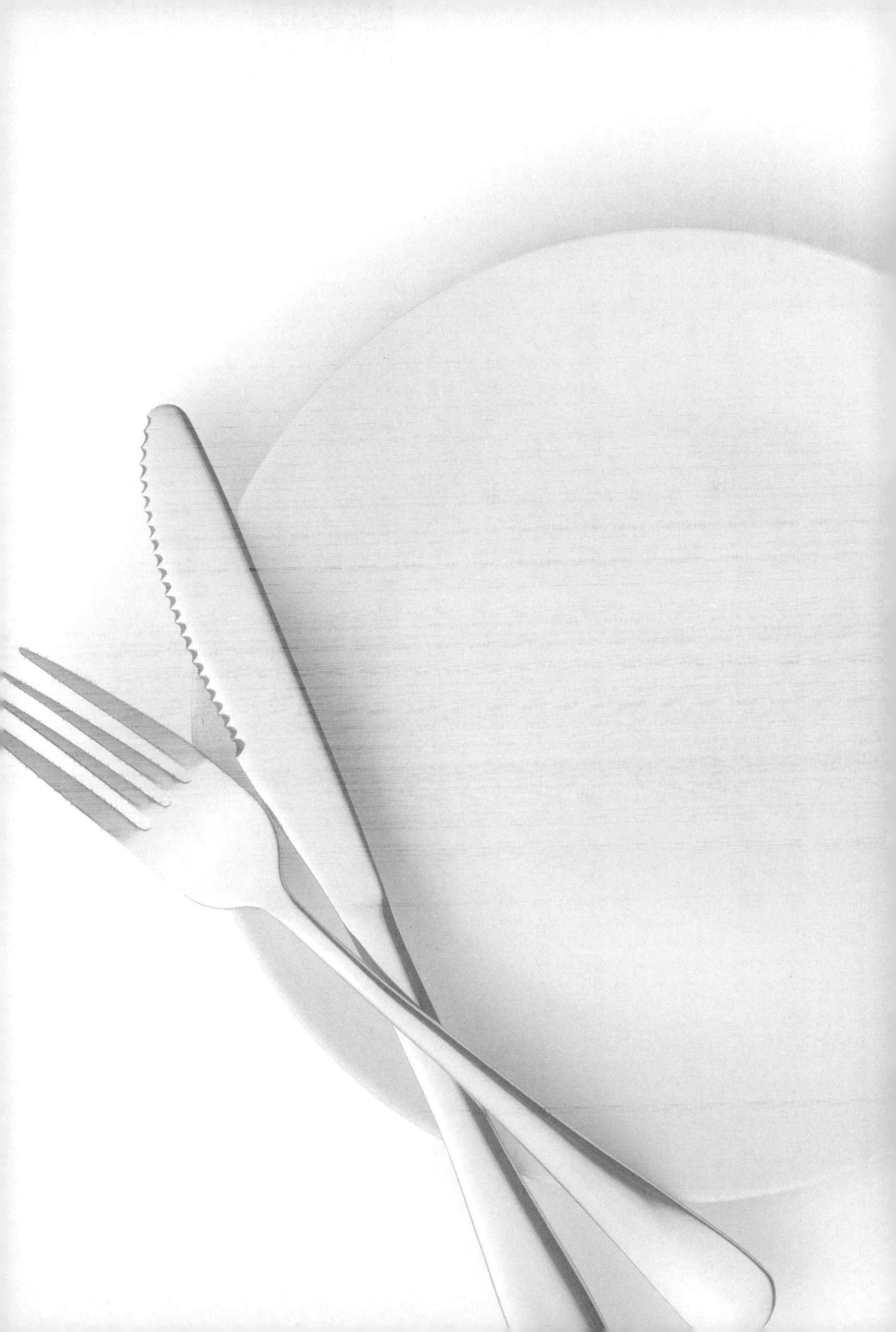

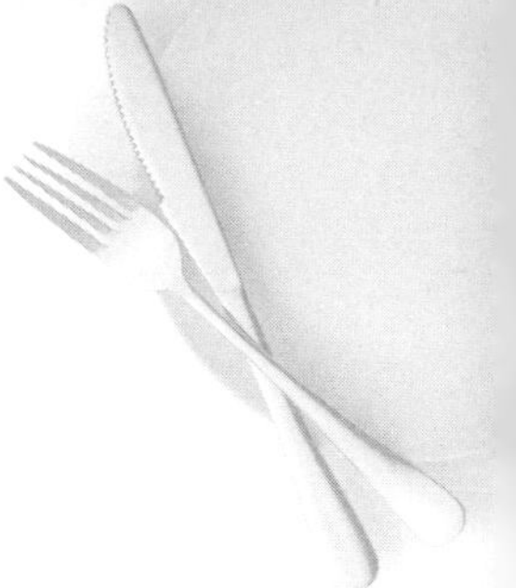

雖然「禁食」有諸多健康上的益處，包括可以減肥，但必須澄清的是，禁食的目的不該是為了減肥，甚至不是為了減肥。

以賽亞書五十八章6節說：「我所揀選的禁食，不是要鬆開兇惡的繩，解下軛上的索，使被欺壓的得自由，折斷一切的軛嗎？」連耶穌都需要經過禁食的試煉，難道我們不需要？禁食不單單是身體的操練，而是敬虔的操練；不是為了身體的健康，而是為了靈命的健康。

希伯來書十三章9節：「你們不要被那諸般怪異的教訓勾引了去；因為人心靠恩得堅固才是好的，並不是靠飲食。那在飲食上專心的從來沒有得著益處。」

你可能會想說：「禁食期間該怎麼活下去？」人體都有一些能量的儲存，就是脂肪！脂肪可以供給我們活動的熱量，還有吃完一頓飯，糖份會堆積在肝臟，是為「肝醣」，在沒有進食的狀況，肝醣在肝臟中停留約二十四小時，二十四小時後若不吃，身體還是會消耗能量，能量從哪裡來？答案是燃燒脂肪而來。

脂肪越燃燒，身體就會越健康；脂肪越堆積、慢性病風險越高；所以你若有肥胖或慢性疾病，卻想要三餐都吃，是沒有機會燒脂肪的。

要讓自己吃很飽、很滿足才有力氣做事情，是很常見的想法，重點是頭腦清楚，告訴自己吃十用九會堆積而肥胖、吃九用十會燒脂而減重。理智掌控情緒，什麼都可以吃，不是質的問題，是量的問題。只要用的比吃的多，方向就是正確的。

2.1

吃很重要，不吃更重要！

吃很重要，但是對我的經驗來說：「不吃更重要！」

早餐的英文「breakfast」，break就是破壞、阻斷的意思，那fast是什麼意思？一般人會說是「快速」的意思，但正確的翻譯是「禁食」。當fast是一個動詞的時候，叫做「禁食」。"fasting" 通常是醫療用語。所以早餐的英文單字是「破壞禁食」的意思，代表人在正常情況下是不吃東西的，吃東西是真的餓了才吃；早餐是破壞禁食的一種狀態，禁食才是常態。

「你一直在吃飯，你很不正常；你一直沒有吃飯，你很正常；你越久沒有吃飯，你越正常！」越健康的人，不吃東西的時間越拉長。那我們就要討論，餓了怎麼辦？餓了才吃飯的話，餓多久才是真的餓了？

那多久才吃一餐？可以忍受越久，越健康。印度有人嚐試長時間「禁食」，甚至有「禁食」的世界紀錄，385天只喝白開水、不吃東西，代表一個人可以在零卡的情況下，維持385天健康的生命。

什麼是間歇性禁食

「飢餓三十」喊口號的人很多，真正做到的人沒有幾個，很少人真正去想過，每天少吃一餐，你可以幫助多少貧窮人；就像鍛鍊肌肉一樣，肌肉鍛鍊後需要休息，休息後肌肉更強健；胃腸經過間歇式禁食也會更強健。

三餐都吃，胃腸得不到休息，適當的禁食能使胃腸走更長遠的路。「間歇性禁食」基本上是不要三餐都吃，像是一個禮拜你每天吃三餐，七天乘以三餐等於二十一餐，如果某一個人有「易胖體質」，每天還是吃三餐，很容易導致肥胖與慢性病，年輕人還好，到了一個年紀，代謝無法負荷這麼多食物的時候，脂肪就會在體內囤積，人就會胖起來。

「間歇性禁食」沒有想像的那麼難，例如你一週吃二十一餐，可以減餐為十九餐、十八餐、十五餐，以此類推。

禁食的定義就是0大卡

「禁食」的定義，雖然很簡單，但有許多迷思，例如：禁食可不可以吃沙拉？雖然很健康，但1卡吃進肚子裡就是吃飯，不叫做禁食。包含喝果汁、吃水果，雖然很健康，但都不算禁食。

有人說我今天禁食，早餐只吃一根香蕉、午餐才吃幾顆核桃而已。我要跟你強調，「只吃」的核桃和香蕉都很健康，但都有不少大卡，很多人以為只吃這些東西就不會胖，後來卻發現體重仍然降不下來，原因就在這裡「一根香蕉」、那裡「一點核桃」。

所以我建議：要嘛，就正常吃，要嘛就零大卡（禁食），只吃一點點只能安慰自己有在「節食」，但卻是減肥效果不彰的主因。

很多人對禁食（零大卡）的認知很模糊與鬆散，要做禁食，就要乾淨俐落，不吃就是什麼都不吃，不要拿吃水果、堅果很健康之說來搪塞；要吃就要吃得開心，只吃一點點吃不飽也無法填滿肚子，何必讓自己不開心？我在吃東西的時候，都毫無顧忌的放寬心吃，也不致於復胖，重點在於平常不吃時，堅守禁食的「零大卡」原則！！

有人還會問：請問禁食可不可以喝果汁？

每次被問到這個問題都「歸蘭怕火」（台語），我的反應是：

1. 你是智障嗎？
2. 禁食的定義請搞清楚！
3. 果汁！有沒有搞錯！我第一時間想到的是便利商店或賣場買來的果汁，熱量高得嚇人！
4. 就算是鮮榨果汁，熱量也很高！

別再問我這種白癡問題，因為這表示你一點概念也沒有，可笑的是這種人還占大多數，和認為減肥要少量多餐一樣，無語！

觀念與資訊錯誤導致以為少吃，反而更胖，才發現是果汁肇禍。前幾個禮拜有一則新聞報導，指一位婦女很講究養生，每天喝兩杯新鮮果汁，檢查卻發現自己有脂肪肝，無法接受。

教大家一個基本生理學常識：

不要以為糖份吃進去就是糖份，一旦超過肝醣 glycogen 儲存量，肝臟就會把多餘的糖份轉化合成脂肪，然後堆積在全身。

這件事告訴我們：

1. 肝醣儲存量有限，在禁食情況大約夠用二十四小時

2. 脂肪儲存是沒有限量的，我們可以看到有人可以胖到 3、4 百公斤，就是無限屯積脂肪而來。

翻轉你的概念：飢餓是舒服的

禁食期間一定會餓，但是餓是很舒服的。一般人認為餓不舒服，是很大的迷思。因為工作一餐沒有吃，是環境所迫、非在規劃當中，不算禁食。

禁食是自主性的行為，有計劃的執行才是禁食。所以你沒有禁食過，就會認為餓不舒服、會胃痛。但是，餓是餓，不舒服是不舒服。經驗告訴我，通常越餓，胃腸越舒服。

因為胃其實不會痛，如果痛是因為發炎所造成的紅腫熱痛。我們在讀神經解剖學的時候講到，內臟沒有痛覺，胃腸蠕動過度才會痛，什麼時候胃腸會蠕動過度？就是吃太多或是拉肚子，這才是不舒服。禁食到一個程度，胃腸蠕動會減少，越沒有蠕動、越舒服。

沒有練習禁食的人說：「餓得睡不著。」有練過禁食的人會說：「餓的時候趕快去睡！」因為睡覺時沒有飢餓感。飢餓會早起，因為會餓醒，這都是經驗，沒有經驗的人是說不出來的喔！

關於禁食的學術佐證

1. 饑餓百益無一害，甚至再生腦細胞，預防阿茲海默與巴金森氏症。
https://youtu.be/4UkZAwKoCP8 Mark Mattson，Chief of the Laboratory of Neuroscience，National Institute of Aging，Professor of Neuroscience，Johns Hopkins University
2. 糖尿病、高血壓病況逆轉，大腦「海馬迴」（Hippocampus）細胞再生。
https://youtu.be/B_tjKYvEzil Sandrine Thuret，Neuroscientist，Sr. Lecturer and head of the Nutrition，Neurogenesis and Mental Health laboratory at King’ s College London
3. 禁食產生 Ketone bodies 酮體——細胞的能量來源，癌細胞無法使用酮體。
4. 降低胰島素分泌，增加細胞對胰島素的敏感度。
5. 降低血壓，增加抗壓力，降低心跳速率，脂肪分解（燃脂）。
6. 增加肌肉效率，降低發炎反應。

7. 增加 Synapses 腦細胞傳導，預防失智，增加腦細胞粒線體數量。
8. 越饑餓頭腦越清楚——尋找食物是生存本能。

一位也是跟我師出同門的約翰霍普金斯的神經科學教授 Sandrine Thuret，她發現飢餓可以預防阿茲海默症與帕金森氏症。腦細胞本來被認為是不能再生的，現在發現如果有足夠的飢餓，在腦部的海馬迴（Hippocampus）每天可以再生約 700 個細胞，這些再生的腦細胞掌管的是記憶力還有心情，意思就是說，你越飢餓，你的心情會越好；越飢餓，你的記憶力會越好；越飢餓，你可能越清醒！這些都跟我們一般人所認知的背道而馳！

這是最新腦神經方面的發現，所以，你如果不想要家裡的老人家失智，在適當的控制下就不要讓他吃，這個做法是真的有效，所以我父親也跟我一起禁食。

另一位約翰霍普斯金大學（Johns Hopkins University）的神經學教授Mark Mattson在TED演講"Why Fasting Bolsters Brain Power"提到「間歇性禁食」，他本人也是「間歇性禁食」的奉行者，他同時也在跑馬拉松、三鐵，而我也是，所以我們的身材很像。

你可以看看我以前很胖的照片，而現在的我有八塊腹肌。所以我常開玩笑，都直接拿照片去別人公司去應徵CEO（執行長），因為我可以把自己的身體執行成這樣！

減重，就是要燃燒脂肪，用完肝醣才能燃脂。比如說我今天（週三）早上吃一頓豐盛的早餐，接著跑步消耗980～1000大卡，再做重量訓練，估計總共消耗1300大卡，接下來今天午餐、晚餐與明天整天禁食，身體則會一直處於燃脂狀態。

我一個禮拜最重的時候是週末，因為跟家人、朋友社交，吃比較多。禮拜五早上最輕，因經過一週的禁食，體重最輕跟最重的時候可以相差7

公斤。所以，只要按照我禁食的時間表，據我的經驗，一週可以差到7公斤！

禁食不自由？那什麼是自由

你說禁食不能吃自己喜歡的東西，是不自由的？依我看，如果你無法控制自己什麼時候可以吃、可以不吃，你就不了解什麼叫做真正的自由。

一般人哪有可能三餐不吃？時間到了就自己會走出去外面找東西吃，那不叫自由，而是被習慣所制約。

真正的自由是：你可以隨心所欲地控制自己的大腦，甚至跟大腦對話，可以自己控制什麼時候吃、什麼時候不吃，才是真自由。

如果你是自由的，就可以控制自己吃，也可以控制自己不吃，靠自己的意志決定，非常自由，而不是受限於身體的本能。

2.2

你本來就可以不必吃「三餐」

你每天都吃三餐，你吃了一輩子，但是你不知道吃三餐是很不正常的事情。我們從小到大都被教導，正常的生活就是要吃三餐，我們打拼就是要顧三餐。

其實，每日「三餐」似乎只是一個共識，不是規定或必然；有些歐美國家有早餐、午餐、下午茶與晚餐的習慣，每天吃到四餐。當然來個"brunch"「早午餐」，然後等到晚餐再吃，也是許多民眾週末經常會做的選擇。

其實人類剛開始是沒有吃三餐的。三餐這件事情是工業革命以來才有的事情，在人類歷史的長河中，吃三餐這件事並沒有發生太久。

因為人類社會一開始是打獵游牧的民族，居無定所，獵到獵物，才有東西吃；打到一隻獵物，全家就可以飽餐一頓，這個獵物也許很大、份量很多，可是因為食物無法保存會腐敗，所以放久了也不能再吃，下一餐是什麼時候也沒有人知道，所以不可能定時一日三餐。

三個世紀以前的農業社會，也沒有那麼方便，大部分的農民一天都吃兩餐，就是出去種田之前先吃一點東西，回來再吃一點東西。

市面上的減肥方法百百種，但是幾乎都是會復胖的，因為人一天吃三餐，代謝不完全的話，熱量還是會在體內囤積。有些減肥法很誇大的說：巧克力啊！蛋糕都可以吃！廢話，我也可以吃啊！重點是必須交代吃多少？一切都不是「質」而是「量」的問題！

運動只占減重兩成重要性

不說你不知道，運動只占減重兩成重要性，有效控制飲食才是最後是否減重成功的關鍵，而禁食就是一種用控制飲食量來達到減重目的的方法。

其實，吃東西讓人很煩惱，不是嗎？吃飯超級麻煩，又浪費時間，這也是間歇式禁食所強調的。例如吃飯時間到的時候，如：你要想著訂位、去哪裡吃、吃什麼等等，需要煩惱一堆有的沒有的。

所以「禁食理論」講究提高效率、節省時間、省得麻煩，你運用時間就會變得很有智慧，比如一天少吃一餐，就可以善加利用這段時間。

飢餓的三個心理階段

我已經可以做到，一天少吃兩餐，一個禮拜只吃七餐。你會覺得奇怪——「餓了」怎麼辦？難道都不會「餓」嗎？事實上，「餓」這件事情是可以操練與適應的，飢餓分為三個心理階段：

◆第一個階段：排斥飢餓

當你沒有練過禁食，你三餐都未曾缺乏，你會排斥肌餓，飢餓對你來說是非常可怕的一件事情，飢餓就像是一個壞蛋。「排斥飢餓」是一般人在沒有訓練禁食時的心理狀態，因為他心裡面會想：怎麼可以餓呢？餓了我會暈倒、餓了我會胃痛、餓了我會沒有體力、餓了我會心情不好、餓了我會睡不著……等等，都是跟心理因素有關係的。

◆第二個階段：忍受飢餓

此時如果開始訓練「間歇性禁食」的心志與意念，例如少吃午餐，可以忍到晚餐，這就是忍受飢餓。我建議你，上班的時候如果有吃早餐，中午大家都去買便當的時候，你可以開始忍受飢餓，試著思想：「可以的話，忍這一餐試試看。」

◆第三個階段：享受飢餓

到我這個階段，可以「享受飢餓」。這就可以說是「神人」的階段了。因為「飢餓」是很可愛的，就像是有一個女孩名字叫「飢餓」，她長得很不討喜，但她對你會是一個死心塌地、永遠不會離開你，又對你非常好、非常好的另一

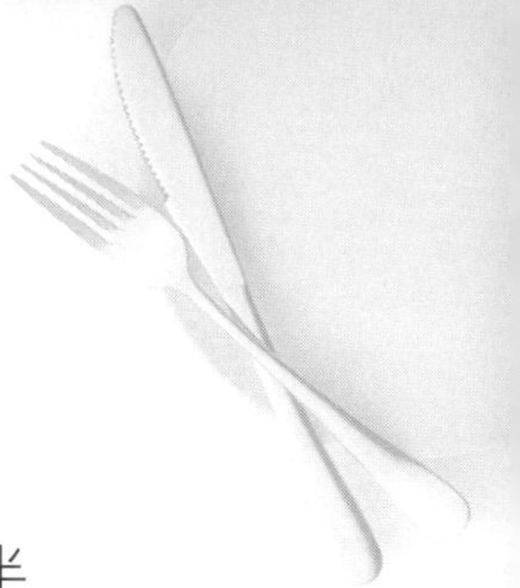

半。「飢餓」好到沒有一絲絲缺點，可是她就是長得不漂亮，讓你看不上眼。如果你享受「飢餓」了，最終會認知她其實非常的美麗。

「飢餓」長得一點都不可愛，要愛她不能只憑感覺，而要用意志力去愛。因為她對我們很有益處，百益而無一害，所以我們不能讓感性來操控我們，要用理性來做這件事。

「感覺」是最會欺騙人的東西，因為感覺會讓你根據喜歡或不喜歡而做某一件事情。飢餓是不討喜的東西，所以一般人憑感覺不會選擇飢餓。

然而，當你開始享受飢餓，不代表你不會餓、不代表你不想吃，但是你可以享受那個飢餓帶給你的健康；是用理智來享受，而不是用你的感受來享受。你的感覺一定會告訴你：哎呀……不吃東西很不舒服，其實練久了之後，相信我，不吃是非常舒服的一件事情。

餓一下，能帶來什麼好處？

◆長保青春

德國健康學研究專家彼特．亞克思教授（Prof. Dr. Peter Axt）曾提出少食保持青春的實證：有一位女士看起來只有六十五歲，但事實上已經八十四歲了，那位女士表示，雖然她不常運動，但自從三十一歲結婚以來，她和先生每週會固定禁食一天。

◆延長壽命

日本九州大學的久保千春教授實驗發現，控制卡路里的老鼠，壽命可以延長二倍，再加上脂肪攝取量的限制，則壽命可延長三倍。美國加州大學的沃爾夫德教授，證明了老鼠少食反而能提昇免疫力，持續少食，則會返老還童。

◆頭腦靈敏

享譽國際的日本發明家中松義郎博士，飲食習慣為一日一餐，他表示，因為胃腸負荷減輕、體內毒素和慢性疾病，都有顯著的改善，他認為這樣可以增進健康、減少對睡眠的需要、頭腦也更靈敏。

◆對抗癌細胞

飢餓會產生一種「酮體」，酮體就是從脂肪細胞所衍伸出來，它是用來燃燒脂肪的產物，是細胞非常非常好的燃料。為什麼它好？因為癌細胞沒有辦法使用「酮體」，意思就是說，當你飢餓的時候，你身體可以得到你製造出來的酮體，癌細胞就會死亡。所以透過身體的飢餓，能促使癌細胞死亡，這個就是酮體的好處。

◆逆轉糖尿病

飢餓會降低胰島素的分泌，然後增加細胞胰島素的敏感度，所以飢餓是可以逆轉糖尿病的。我就是用這種方式，來醫好包括我父親、我朋友與病患的糖尿病。

◆降低血壓

還有飢餓可以降低血壓，並增加抗壓力。一般來說，一個肥胖的人，若他有高血壓，吃一顆藥能降血壓10毫米。但是如果他減十公斤，可以簡單的讓血壓降下來，同時少吃這顆藥。所以到底應該建議他減重，還是建議他吃藥？答案應該很明白。

◆增加肌肉增生效益

飢餓可以增加肌肉增生效益，像我就會在空腹的時候，先來一杯黑咖啡，再上健身房練肌肉！

◆頭腦變好

飢餓還可以增加 Synapses 腦細胞之間的傳導，這就是約翰霍普斯金大學的 Sandrine Thuret 教授所發現的——飢餓時腦細胞傳導的數量會增加，以致於傳導速度與傳導密度上升，讓你的頭腦越好。吃越多，頭腦越鈍；吃越少，頭腦越好，反應越快。

為什麼人在飢餓時頭腦越清楚？這是一種本能，以前的人是打獵為生，越飢餓，他就必須在很短暫的時間內找到獵物。在老虎、獅子身上也發現，當牠越飢餓的時候，為了抓到牠的獵物，牠能夠跑得越快，因為若牠沒有抓到獵物，很可能就會餓死。「物競天擇、適者生存」這件事情在人類身上可以發現，在動物的身上同樣可以印證，結論是：適度的飢餓，百益無一害！

迷思：不吃會胃痛？正解：撞牆期之後胃腸舒暢感到好爽

只要稍微操練，連續禁食兩、三餐，甚至五、六餐，不但不會支撐不了，還能有效減肥，更有益健康！你沒聽錯，禁食對健康有益，許多疾病——特別是胃腸肝膽這類的疾病，治療的第一步驟就是「禁食」。

通常禁食的最初兩、三餐，飢餓感最難熬。曾有教會牧師說禁食期間看到飛鳥飛過會想到「肯德基」，眼角餘光看到路邊的小草會想到「燙青菜」；但是度過「撞牆期」後肚子就會感到舒暢。

甚至脹氣、胃食道逆流之類的不適，與因血液供應偏向胃腸導致的飯後嗜睡現象會有所緩解，不藥而癒；換句話說，禁食幾餐除了覺得餓以外，並不會讓你變虛弱、昏睡、沒精神；相反的，你的頭腦往往異常的清楚鋭利，思考比平常更有條理。

有一個哲學家叫做Philippus Paracelsus曾説："Fasting is the greatest remedy – the physician within"（禁食是最好的良藥），外科醫師在開胃

腸刀之前，都要求病人先行禁食。很多時候到隔天開刀時，其實病況已經好了一半。一點點的飢餓可以把一個生重病的病人救回來，只要一點點的飢餓就夠！

胃潰瘍是胃磨損造成的，而禁食是醫治胃潰瘍最好的方式。吃藥確實可以抑制胃酸，但是胃腸最好的醫治方式就是讓胃腸休息。所以禁食是讓腸胃休息最好的方法，比吃藥抑制胃酸更有效。

非洲飢餓的病童最好的器官是胃，因為胃沒有負擔。朱家宏醫師文章中說的：如果肚子餓了沒去處理，就有人會說：「你這樣胃會搞壞掉。」那不是表示非洲難民早就胃都壞光了？但事實是他們的胃都好得很。如果你想要減肥，就必須要常常有飢餓的感覺，因為三餐吃飽，沒有飢餓感，表示吃進去的熱量過剩，這樣有機會減重嗎？。

其實吃多了才會胃痛，胃腸不舒服大多是「吃多才會胃痛、吃少不會胃痛、不吃胃更舒服」！餓跟不舒服其實是兩個感覺，因為你沒有練習過。所以餓了不會胃痛，越沒有吃，對胃腸越好。因為很多問題其實是來自於腸的問題。很多人說「胃痛」，手指指到的地方都是腸，指到胃不太容易，因為其實一般人不知道自己的胃在哪裡。

胃腸吃越多、越不舒服，越沒有吃，胃腸越舒服，可是你為什會餓？餓的感覺是從大腦發出來，操控我們的行為與習慣，久而久之我們會被大腦所驅使，時間到了，大腦就告知你，要去吃東西，所以你開始走出門買便當、訂餐廳。

但是你的身體實際上有沒有需要吃？在我的理論上是沒有需要吃的。特別是一到五上班日的午餐，是絕對可以不吃的。因為前一天晚餐假設6點吃，早上8點吃早餐，你有十四個小時沒有吃東西，有沒有事？沒事！但是從上午吃早餐到中午才4個小時，你哪有什麼迫切的需要吃呢？既然這樣，那你可不可以練習不吃呢？練習完的人十個有九個告訴我，其實中餐不吃也「不怎麼餓！」

2.3

大膽禁食，享受健康

越餓腸胃越健康，百益而無一害，這是有實驗證明的。

有兩隻老鼠，A老鼠三餐不限量地提供食物、給牠吃到飽；B老鼠一天只給牠吃一餐，而且限量。你猜哪隻老鼠壽命會比較長？答案是B老鼠，實驗結果顯示牠多了1．5倍的生命。

以此類推，如果3餐都吃，你能活到八十歲，若改成像我這樣「間歇性禁食」，你就可以活到一百二十歲。所以有一句話說：「上帝把你一生吃幾頓飯都安排好了！」換言之，快吃完，快見上帝，我選擇慢慢吃，你呢？

一般我們常聽到「能吃就是福」，我認為這是大錯特錯！我要跟你說的是：「不吃才是賺到！」

Mark Mattson在TED演講"Why fasting bolsters brain power"說道，古羅馬人認為癲癇發作的病人是被鬼附身，所以把他關在密室不給他吃飯，後來意外治癒了病患，證明其實禁食是一種極有效的治療。

禁食可以治療胃食道逆流。為什麼呢？胃為了要分解食物，越多食物進來，會產生越多胃酸。所以禁食期間，沒有食物進來，胃不會產生胃酸。沒有胃酸，胃食道逆流不吃藥也會好。

越沒有食物，也越沒有胃酸；沒有胃酸，胃怎麼會有病呢？所以越沒有吃，胃腸系統越好；吃越多，胃腸越糟糕，吃到撐、吃到爽，胃才會出問題。

再說你痛哪裡，也不一定是那個地方出問題。痛分很多種類，有時候是從別的地方傳過來的，像是心肌梗塞可以從肚子痛到脖子；頭痛的原因有上千種，最常見的原因是「不知名的頭痛」，有說等於沒有說，但它是對的。

所以嘞？頭痛就吃止痛藥，其實是不對的，頭痛只是反映出你身體哪裡不太對勁，其實很多時候，運動一下，頭就不痛了。所以頭痛真的要吃頭痛藥嗎？不舒服就是一定要吃藥嗎？請大家去想想，頭痛應不應該吃止痛藥？難道有一種止痛藥，可以治上千種頭痛嗎？

你需要有意識的鍛鍊自己

你可以試試看，本來週一、週三、週五的午餐不吃，變成週一到週五的午餐不吃，成為「間歇性禁食」的奉行者。至於禁哪幾餐，早餐或午餐或晚餐，看個人的方便。

一般人坐辦公室，用的能量很低，所以我會建議你們中午不要吃飯，除非像送貨員需要搬東西做體力活，這另當別論，但一切看你會不會發胖。如果你每天吃得像牛一樣，卻不會發胖，那還會來找我減重嗎？

少數也有一些人來找我增胖，但一般人來找我的需求多半都是減肥，甚至有些人說自己喝水也會胖，因此到底該怎麼少吃，我會根據你的工作與作息幫你規劃，每個人都會有一些差異，要讓你能夠做到、達到適合你時間與各方面狀況，達到你的服務需求比較重要。

「間歇性禁食」不是因為工作很忙所以沒有吃，因為你可能晚餐吃一餐大餐就吃回來了，可見「無意識」的情況，無法達到間歇性禁食的要求。也許你

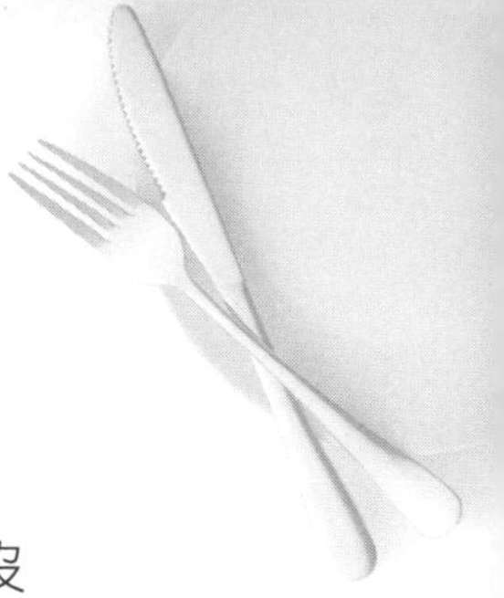

沒有時間吃飯，但是你喝了一杯果汁，對我來說你沒有禁食，因為喝果汁，已經算是吃飯，只要有1卡，你就算是在吃飯，不算禁食。

如何有意識的鍛鍊自己？就是給自己下一些暗示與指令，舉例如下：

1. 拒絕大腦傳來的訊息，警告自己大腦在欺騙你。
2. 遠離菜香的味道。
3. 拒看美食，如：大餐或高熱量點心的照片。
4. 專注在自己（工作、讀書進度）的目標上。
5. 告訴自己：未來的我是健康，遠離疾病的帥哥、美女。
6. 用禁食的時間來健身。

意志力是我們減重的關鍵，它常常被意識牽絆而磨滅。但意志力是可以被訓練，變堅韌的。其實，要吃大餐，永遠都有藉口。過年團圓、過年後有元宵節、家人生日、結婚紀念日、公司達到業績……真要找藉口，總沒有停止的時候。為自己減重吧！那關乎你的健康。減重最重要的關鍵是持續的意志力！

簡單說，就是控制內心衝突的能力。

讓「意志力」幫你得勝！

1. 意志力是面對長遠目標時的熱情和毅力。
2. 意志力是日復一日依然對未來堅信不已，用心、努力工作去實現所堅信的那個未來。
3. 意志力是有耐力的表現。
4. 意志力是將生活看作一場馬拉松，剛開始跑得快的人，最後也可能被其他人追上，這不是短跑比賽，馬拉松（長跑）比的不是短暫的勝負，而是最終的結果。
5. 意志力（Willpower），才是決勝的關鍵！

2.4

重要的減重操練：延遲享樂

「延遲享樂」"Delayed Gratification" 在減重增肌減脂是很必要的操練，大家都知道小孩子要吃糖，不給就哭到給為止，所謂的 **I want it and I want it now!** 但成熟的大人知道，好東西值得等，美食更要在對的時間才吃，了解嗎？

糖尿病一點也不可怕，可怕的是人心，因為人心影響口慾。我父親就是聽從我的指示減重、運動、禁食，我很自豪能成功地把他從被抓去打胰島素邊緣救回來。面對美食，要能掌控自己的口腹之慾，確實不容易，除非有超強的意志力。

話說回來，意志力是必然要求，不過不見得有那麼難。

在我們減重群組，減重成績名列前茅的幾位，都已能夠駕馭飢餓，馴服腸胃，只要你肯——delay（延遲）口慾。我也愛美食，更是美食專家，但都會乖乖的等到可以吃的時候再享用，這叫做「延遲享樂」"Delayed Gratification"，值得好好學習。

例如某天晚上與友人聚會，當其他人在吃牛排的時候，我喝無糖氣泡水。

他們一直要我吃，我告訴自己：「千萬不要！」因為現在身體正在活躍地燃燒脂肪，不能在燃燒脂肪最有效的時候讓食物來搞破壞，否則會前功盡棄；經過我的說明，當下朋友就不再逼我吃東西，而是好意的為我打包了一份丁骨牛排，所以，隔天早上5點，我的早餐就是吃牛排。瞧！我並沒有放棄享樂，只是吃的時間不一樣，而且還很享受，一點罪惡感都沒有，這就是延遲享樂。

但是如果我在那天晚上就選擇吃了牛排，我會後悔。每天把自己維持在最好的狀態，會省掉未來變成胖子減肥的時間。延遲享樂的重點在於，美食不是不能吃，而是可以選擇最好的時間吃。減重成功的人就是在對的時間吃，人生勝利組的做法是：「我想吃，但是我可以等！」

而減重失敗的人往往無法控制自己的行為，他們總是 **"I want it and I want it now"**（不能等！我現在就要。）這種行為就像小孩子一樣，哭到大人給糖為止，其實是很幼稚的。

那天晚上，剛好是我一周禁食的第五餐，是最餓的時候，而且面對的是價位4000～5000、我最喜愛的牛肉。但是不論如何，最後一道防線要自己設立，所以我心境不動如山。朋友們覺得我毫不通融、沒有餘地，所以叫我鋼鐵醫師。試問，如果我做不到，該怎麼教別人？我以此勉勵減肥路上的朋友，雖然人免不了有破功的時候，但會越練越好的！

肥胖是「加減法」

吃多少大卡、用多少大卡，是一個數學的加減。大家知道，吃九用十，可以減重；吃十用九，就會肥胖。怎麼做？理論就在這裡。

減餐比較快，相較於每餐吃、每餐少吃，是「間歇性禁食」不以為然的，這表示你需要一個人監督你，就像營養師幫你每餐算好、監督著你，可是一旦離開這個被監督的狀態時，要是你自己做不到「每餐吃、每餐少吃」的，一定會失敗。

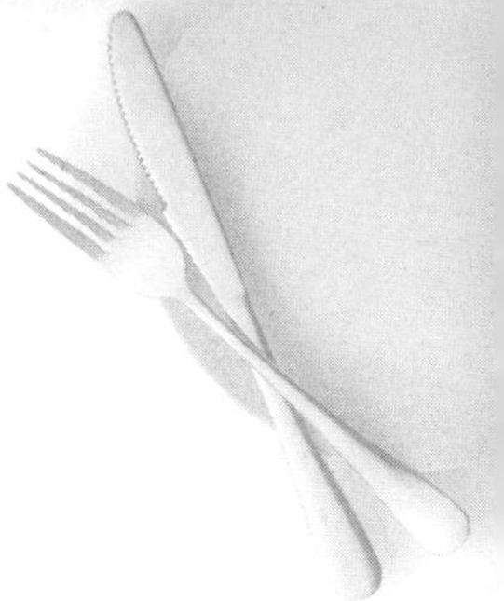

相信一定有人會問我：「節食與禁食減肥法，有什麼不同？」答案很簡單，節食與禁食減肥法的差別，就是節食一定失敗。

所謂「每餐吃、每餐少吃」，你吃七分飽、八分飽，都是你自己的感覺，完全無法科學化、也無法客觀做到準確的「七分飽、八分飽」。又例如你三餐覺得吃七分飽，第四餐你又吃了一個大餐，前面三餐減的等於前功盡棄。

所以，「每餐吃、每餐少吃」難度太高，沒有人監督、缺乏科學化的測量「七分飽、八分飽」的依據，既然做不到，注定絕對會失敗。所以倒不如就「減餐」比較容易，其他吃的時候正常吃；我也不會跟你建議什麼東西不能吃，我會說：「四隻腳的像是：桌子、椅子不可以吃，其他都可以吃。」對我來講，百無禁忌，我沒有什麼東西是不吃的喔！

講求規律的禁食

在「間歇性禁食」的網頁裡面，說明如何連續14個小時不吃、16個小時不吃、24個小時不吃、36個小時不吃等等，連續性的幾個小時不吃，這種規律性的做法，我就是這樣做，這是比較細節、專業系統性的規劃。

要講我的減重法，減重不外乎飲食怎麼吃、吃什麼、不吃什麼、什麼時候不吃等等。因為我一個禮拜吃七餐，所以大部分的時間，我是不吃東西的。

許多人反應，禁食後精神奕奕，體態變輕盈，而不是病懨懨。以下是減重群組成員們禁食後見證的好處：

1. 精神清爽。
2. 中午上課不會打瞌睡。
3. 體態輕盈。
4. 爬樓梯比較不喘。
5. 褲子可改小的喜悅。

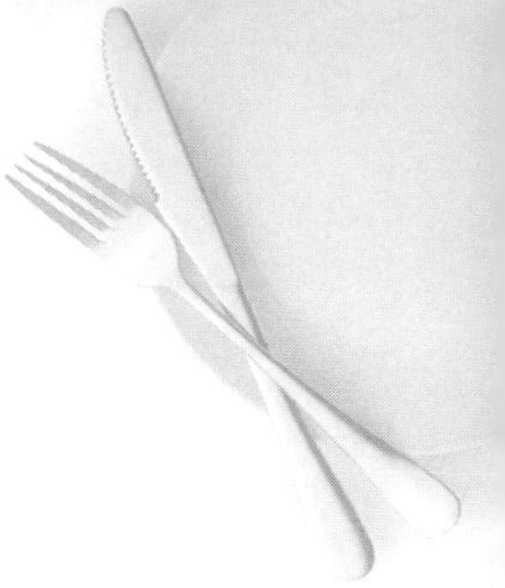

6. 看鏡子的自己比較順眼。
7. 省錢。
8. 時間多了出來。
9. 環保。
10. 太太不用作飯。
11. 恢復健康。
12. 糖尿病痊癒。
13. 腳關節不用承受太重的體重。
14. 可以笑別人胖，對自己充滿自信。
15. 衣帶漸寬終不悔，皮帶再打好幾洞！
16. 居然可以穿得下以前褲子的驚喜！
17. 講話比較不會喘。

18. 睡覺不再打鼾。
19. 小弟弟堅挺不拔。
20. 覺得變年輕了。
21. 老花眼的視力變好。
22. 降低脂肪肝。
23. 睡眠呼吸中止症候群大大改善。
24. 靈裡輕鬆，不受食物挾制。那是一種自由。
25. 體型變帥、變性感。
26. 小便時，終於可看到自己的腳趾頭。
27. 臉變光亮了，有光澤，皮膚變光滑。
28. 可以彎下腰綁鞋帶。
29. 可以自己剪腳指甲，而不會窒息。
30. 不容易感冒，抵抗力增強。
31. 會長壽。

32. 咀嚼的次數變少，牙周病症狀也變好。

有了以上的好處，未來的轉變將大大超乎我們的想像，他會自動產生「正向回饋機制」"positive feedback"，激勵自己和帶動別人，繼續往下一個減重的目標前進。

老天對大家都很公平，我認為每一個人可以活的日子應該和你每天吃幾餐飯有關係。亦即：一個人如果每天吃三餐+宵夜的話，那麼原本可以活的日子就會減半了。因為最好是一天不超過兩餐，晚餐最好在晚上六點左右吃完，而且要少吃。

《一日一餐》一書寫道：「關於近年來發現的「長壽基因」，所有動物實驗都證實：若減少四成的食量，壽命可以延長至一．五倍。不僅如此，現在人們更了解到減少食量還能使表情生動，毛髮生長良好，外觀看起來年輕而美麗。」

年輕和美麗是內在健康的表現，內臟有活力的運作，血液循環也良好的話，肌膚會顯現光澤，而且腰部緊實。相反的，如果身體內部不健康，不論塗抹多麼昂貴的化妝品，或是接受整容手術，也無法產生真正的美麗，這和我們的經驗，不謀而合。

生命力基因並非單一個基因。而是我們體內具備了戰勝飢餓的「飢餓基因」、在飢餓狀態下仍能生存的「長壽基因」、飢餓狀態時提高出生率的「繁殖基因」、戰勝感染的「免疫基因」、與癌症對抗的「抗癌基因」、防止老化和治癒疾病的「修復基因」等不勝枚舉的基因。

過去我也是個很「重吃」的人，不但每餐要吃，而且要吃到飽、吃到爽、甚至吃到撐……後來發現這樣吃並未得著益處，反而因肥胖而得到各式各樣慢性問題（疾病的前身），遂痛定思痛、痛改前非，改變飲食習慣，減重成功後實施一週7餐，so here I am, enjoying optimal health!

體重唯有在禁食時快速降落，而且也唯有在禁食時，胰臟beta細胞可再

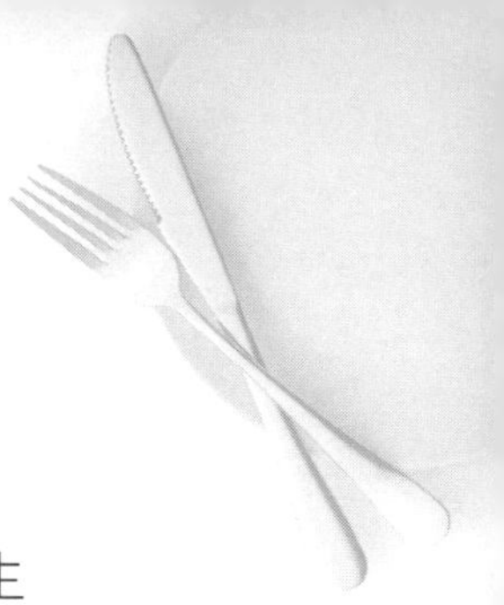

生，重新分泌胰島素，所以那本書「一日一餐」講的是對的，禁食（饑餓）啟動長壽、健康，是種生命所賴以生存的基因。

禁食成功案例

我們減重社有一位成員，原本 100.5 公斤，經過大概兩個月的時間，現在已經減到 91.5 公斤了。他每天量體重，每天減 0.1 至 0.3，然後每天就在群組分享。你知道他多興奮嗎？因為他每天都有成果！

一開始禁食，在前 1～2 週，體重無變化，當體重進入主降坡，就會像溜滑梯一樣一直往下掉。一個大男生如果很胖，他沒有瘦 5 公斤，我不會認定他在主降坡。（女生可能瘦 3 公斤，就可算是進入主降坡）。他能夠做到，就是因為他在群組接受所有資訊與指導，他自己也配合得很好，所有努力加起來，現在進入主降坡，感受喜悅！

Chapter 3

從禁食、運動到「真健康」

記得女兒的同學們看到我們合照的照片，紛紛驚呼：「妳爸真的有八塊腹肌耶，太強了！」我得意的笑了！

飲食與減重有80%的相關性，運動與減重的相關性只有20%。感謝上帝讓我從二十歲起到現在，每週一、三、五上健身房，每次都3個小時以上，持續超過三十年。如果當初未如此做，今天一來可能無法成功減重，二來可能老態龍鍾。

我在外面演講，都會放一位仁兄的照片。他本來是一位帥哥，生病之後，大腸被切掉，自暴自棄，覺得自己沒希望，把自己吃的暴肥。後來他下定決心要擺脫肥胖，雖然他現在大腸被切掉，但卻練成一身肌肉。我佩服他，他不但不因為他的疾病而屈服，還得到健美比賽冠軍。

這位仁兄讓我悟出，世界上沒有八塊腹肌的「病人」。就算他已經沒有大腸，外觀也看得出來有人工肛門造口。對我來說，他不是病人，因為他比誰都健康。

健康的意思並不是說這個人身上沒有疾病。

我9歲時得過猛爆性肝炎差點死掉，所以不管在什麼情況下，我去抽血、化驗，肝功能指數都是紅字，而且我不是肝炎帶源者，直接就是肝病患者，難道這代表我不健康嗎？

我要讓大家知道的是，有疾病不代表不能健康。像是高血壓、糖尿病這些病人，被下診斷時一定都是不健康的，但是你可以有自己生命的選擇權，你要過病人的生活，你就是一個病人。高血壓難道血壓不能降？糖尿病難道血糖無法正常？難道你要選擇貼上病人的標籤，承認自己從此是一個病人嗎？

3.1

運動與不復胖有極大關係

其實光是禁食就能減重，只是在我們的觀察裡面，當禁食加上運動，效果更好。說真的，飲食就有問不完的問題，接下來還有運動問題。八成的人，只要實行我倡導的飲食作法，就可以瘦下來，但我仍推薦，運動是很重要的。運動重要的不是為了減肥，靠運動減肥幾乎不會成功，但運動有甚麼好處？

無氧運動就是進行重量訓練，可以幫助減肥；有氧運動就是能幫助心肺功能增強，但對減重比較沒有幫助。有氧運動幾乎沒有減肥功能，無氧運動所進行的重量肌肉訓練卻對減肥非常重要。

因為肌肉得到良好的鍛鍊之後，人就不會復胖，肌肉會成為消耗能量大卡的主要器官。所以我有一些很愛講的名言：「脂肪多、肌肉少，就是肥胖與疾病；脂肪少、肌肉多就是健康。」

無氧運動有一個特徵，重複鍛練一個地方的肌肉你會痠，那個東西叫做乳酸，這就是進入無氧狀態。痠是一種壓力，乳酸會產生自由基，所以運動員很需要營養素的補充，因為太多乳酸推積，會容易生病或造成免疫力受損。

短跑，跑得很快，它是無氧運動；長跑慢慢跑，是有氧運動。看瞬間爆發力的強度，瞬間爆發力的強度越高，就是無氧運動。

因為我有腹部八塊肌，我可以跟大家講：「我沒有看過腹部八塊肌的病人」，只要腹部有八塊肌絕對不會有病，其他的醫生不會跟你講這個，因為不是每個醫生都有腹部八塊肌嘛！就是因為我有八塊肌，我才體會到肌肉有多重要！

養肌肉還是養脂肪？

跟減重有直接關係的運動，就是無氧運動，也就是重量訓練。要對抗地心引力，你就會用到肌肉，因為肌肉有收縮、不斷反覆，就會受到訓練。肌肉受到強度夠的訓練，它的細胞數量不會增加，但是容量會變大、會鼓起來。

臺灣有很多女性想減肥，但體重不重。為什麼很多人不胖，但是有脂肪肝？就是因為沒有鍛鍊肌肉，只要鍛鍊肌肉，脂肪肝就會逆轉，當脂肪降下來，就成功了！當然女生她不會去練「大」肌肉，她要練的是肌肉的韌度，叫做"tone"，就是彈性與堅韌的程度。

肌肉是消耗全身卡路里最大的器官，因為你身上有206塊肌肉，加上心臟的話有207塊肌肉，它的體積最大。心臟這塊肌肉所需的能量，是等於相當多肌肉消耗能量的總和，所以人吃進去的熱量，如果身上肌肉很發達，就有很多能量要用來養這206塊肌肉，因為肌肉是非常耗費能量的，也因此人就不太會發胖。

相反的，如果你全身是脂肪，你需要很少的能量養脂肪。一公斤的肌肉與一公斤的脂肪你要哪一個？肌肉耗費的能量是脂肪的6～10倍，所以有人說練肌肉的人，睡覺也能減肥。因為睡到一半，肌肉在耗費能量，肌肉裡面會微微發熱，因為晚上肌肉在休息，它在儲備能量。

肌肉越發達，它就越需要糖分。而我們燃燒脂肪則是肝醣用完才開始燒脂，所以無氧運動才是幫助減肥的喔！而且當你已成功減重，只有練肌肉才會讓你不復胖。

八塊腹肌是餓出來的

有人以為瘦下來，連肌肉也會消耗掉？沒有這回事。因為肌肉位在脂肪層底下，所以如果你太胖，從外觀是看不到肌肉的。我持續運動超過30年，該練的都有練到，然而以前脂肪太厚，從外表看不出來我有八塊腹肌。

我的八塊腹肌是「餓」出來的，因為脂肪在的時候，怎麼練都不會有八塊腹肌，肌肉被脂肪蓋著看不到了。

膝蓋是你的超跑

膝蓋是一個很特殊的結構，很多人不知道，它不是「骨頭磨骨頭」，很多人以為運動越多、越磨損膝蓋，這是很無知的說法。對跑步的人來說，如果你跟他說跑步會磨損膝蓋，你會被打臉。

膝蓋這個結構就像超級跑車，越跑越會跑。

因為膝蓋有硬骨頭、軟骨頭、韌帶、肌腱、半月軟骨、皮膚、肌肉等等這麼多東西組成一個膝蓋的關節，表示肌肉韌帶練得越好，骨頭越不會磨損！再者，人體所有組織都是出於持續性再生與代謝的平衡循環；我常愛說：「越跑膝蓋軟骨越再生，越不跑才會越生鏽磨損退化」。

3.2

可怕的「零運動」，你的健康殺手

「能跑別走、能走別坐、能坐別躺」的原則也需強調，其中跑步是最建議的，因為走路很難達到１３０心跳，你跑２０分鐘勝過你走路2個小時，對我而言走路是浪費時間。

運動是有定義的喔！運動３３３定義：每週３次、每次不間斷至少３０分鐘，３０分鐘心跳維持每分鐘１３０下以上。我請問你什麼時候用走的達到心跳１３０？慢跑都不太會到１３０了，要有一定的速度才會到１３０。

１３０心跳持續３０分鐘才能有效使大腦釋放出「腦內啡」"Endorphin"，「腦內啡」具有鎮定、止痛與消炎等三大療效，乃是治療慢性疾病之天然良藥，是走路多久多遠都無法獲得的。

我們時間那麼寶貴，你走路走半天，才發覺自己根本不算在運動，只是在逛逛而已。「勞動」不是運動，因為逛街逛一下午腳都痠到走不動了，殊不知累得半死卻完全「零運動」。心跳不到１３０，都屬於「勞動」，不叫「運動」，這跟禁食零大卡一樣重要。

「零運動」就是猝死主因

一個台積電的工程師，每天都有在騎腳踏車，看起來每天都有運動，體力沒有問題。結果有一天，他去報名了9公里的路跑卻猝死，因為原來那一天才是他真正的「運動」了。

怎麼會這樣？就是認知錯誤，因為他一直以為自己有在運動。資訊不正確，是會讓一個人死掉的。你滿頭大汗、瘦得要死，但是你卻完全沒有「運動」到，這叫做「零運動」。

有可能讓你膝蓋都不能走了，你卻還是沒有運動到。所以運動一定要符合運動的定義：每週3次、每次不間斷至少30分鐘，30分鐘心跳維持每分鐘130以上。心跳沒有達到130下，就不是運動，是勞動！真實的運動，才能達到運動的目的。

運動是要規劃、要達到運動的目的，才叫做運動，不然只是浪費寶貴的時間。那運動要怎麼計劃？再次跟各位強調：

每週3次、每次不間斷至少30分鐘有氧運動，這30分鐘心跳，維持每分鐘要有130下以上！

為什麼要有30分鐘？因為運動會讓大腦產生腦內啡，就是人體天然的嗎啡，腦內啡會讓你的心情正面、樂觀，就是一種「很爽」的感覺。外面環境可能頗糟糕，但你的心態會積極樂觀。

我最喜歡跑步，因為跑步才能達到運動的強度，而且它最簡單，我一次都會跑30分鐘以上，然後產生腦內啡。產生腦內啡時頭皮會發麻、很舒暢，可以幫助日常生活調節心情。

只要一天有一點點腦內啡，你就會很健康、很舒暢、免疫力好、精神狀況也會很好。所以如果我沒有運動這30分鐘，產生腦內啡的話，整個人會很毛躁、容易發脾氣。因為腦內啡有鎮定的作用，可以幫助我們處理事情的效率提高。

我們人的健康不是只有身體的健康，還有頭腦、心理、心靈等等的健康。一個人頭腦、思緒不穩定或者無法控制自己的心情，沒有辦法好好處理事情的人，也不能算健康，甚至不是一個完整的人，所以這要靠有氧運動才做得到。

另一種説法是，一個禮拜要有150分鐘的有氧運動，那你可以自己安排。比如花五天每天30分鐘，或是花三天每天50分鐘，我本身是至少一周3天每次60分鐘。比如説：我跑一個小時12.5公里，耗費980～1000大卡。

而且我一定做到一年五十二週從不間斷，不管我在哪個國家。例如我去美國7天，有3天會在健身房運動，因為我腦中程式已經設定好了，所以到哪裡都一定要做到。

別「找時間」運動

有人説我要「找時間」去戶外運動，這其實是一種藉口，因為在室內就可以運動。在健身房裡面就有冷氣，還有水可以喝。我以前也去跑馬拉松，到後來不去不是因為跑不動，而是太渴了，找不到水可以喝，我現在在健身房裡面運動，口渴就有水可以喝，也不必擔心颳風下雨，所以不要給自己藉口「找時間」才去戶外運動，室內就可以運動了。

如果出國的話，我訂飯店第一件事情就是確定飯店裡面有健身房，以維持平日的運動習慣。運動習慣不應該被你在哪個城市或者時差影響，而是自己要下定決心、持之以恆做的事情。

以前我都在運動前進食，運動時將吃到的能量用掉，運動後禁食，禁食時不運動。現在觀念改變：禁食時做肌肉的重量訓練，燃脂雙倍效率。嚴格有效執行禁食減餐，乃是減重成功的關鍵，就算偶爾未能運動，體重還是會有意義下降。換言之，嚴格遵守每週三次有氧重訓運動，若未能遵守減餐計劃，頻頻破功，體重無法下降是必然的結果。

3.3

減肥，是減脂肪
而不是減重量

談到減肥與瘦身，很多人都會先拿出體重計。但是，這並不是降幾公斤的問題，要減脂肪，而不是減重量；減重量不是最終目的，減體脂肪才是最終目的，因為最影響健康的是高體脂肪。

體脂肪分佈位置分為兩個部分：一個是皮下脂肪，一個是包圍在臟器跟內臟周邊的脂肪。而減肥，要減的是內臟週邊的脂肪，因為皮下會有一定比例的脂肪，沒有人體脂肪可以到 0% 的，這樣會死掉。

像我這樣 12% 體脂肪，已經是運動員的體脂肪等級，體脂肪 10% 以下更是健美先生才做得到的等級。

潛藏在正常體重的「隱性肥胖」

隱性肥胖會導致脂肪肝與慢性病等疾病。什麼是隱性肥胖？就是你沒有過重，BMI也正常，但是你的體脂肪過高，沒有在練肌肉，就是隱性肥胖。

因為脂肪跟肌肉是一個平衡，例如說有6份肌肉相對就有4份脂肪；有3份肌肉就有7份脂肪。要不就是肌肉取代脂肪，要不就是脂肪取代肌肉，是二選一，不是兩個都要，或兩個都不要。前一陣子日本就很強調這個觀念，還把它稱為「缺少肌肉的肥胖症」，尤其是年輕的女性會有這樣的現象，這個就是忽略肌肉的鍛鍊，會造成很多的隱性肥胖。

所以隱性肥胖者，就算減重減下來，也會很快胖回去。

減脂有一個原則：「後堆積的先減。」就是你昨天堆積的脂肪，可能今天可以減掉，可是你去年堆積的脂肪可能要明年你才減得掉。脂肪堆積的時間越久，它就越慢燃燒掉。並不是說我只想要瘦某個部位，就運動那個部位，沒辦法如此，那個要抽脂比較快！但抽脂不是減重。

我的名言：「減重是一時的，但是減脂是一輩子的。」因為減重到正常的重量，就不必再減重了，因為BMI在18～24的範圍就OK了。但我還是繼續在練，練什麼？答案是在減體脂肪。

減體脂肪是一個不斷的過程，像是我到週末的時候，跟家人團聚、跟朋友應酬，體脂肪會高起來，所以我在週間就要把它減下來。

慢性疾病跟體脂肪有直接的關係，就是男生腰圍九十公分以上，女生腰圍八十公分以上，只要多一公分，代謝症候群的罹患率就多 **6%**；如果多十公分（不過 **3** 吋耶！）就多 **60%** 罹患率，你說可怕不可怕？所以健康問題真的都出在肥胖！

到底需不需要減重，看腰圍就知道了；反過來說，只要腰圍正常，那就不需要減重、不會有慢性病了。也不用特別去量，就去觀察自己的肚子，肚子有凸出來，那體脂肪一定高於 **25%** 以上，就是高體脂肪，就很容易有慢性病。

BMI 反而沒那麼重要，腰圍這個 **KPI** 反而更重要，而且更準。

禁食的省電模式

如果有人說：「餓了不舒服、沒精神、沒體力……」我會把這些全部推翻掉，省電模式是集中體力用在該用的時候，不該用的時候省電。禁食狀態的特徵是身體活動力不高，例如說禁食期間我不會用跑的趕捷運，能坐一定坐，也可以說是「省電模式」。

在「省電模式」下，動作不會很猛，這是在調整血糖，健康的血糖波動都不大，不健康的血糖波動會很大。血糖 **100mg/dL** 正常、**80** 省電、**60** 冒冷汗、**40** 會暈倒、**20** 會死亡。只要不暈倒，血糖都必然維持在 **70** 到 **100mg/dL** 之間。

值得一提的是，禁食跟健身並不衝突。

週二和週四是我固定禁食日，雖然表面上零食物進入，但身體的活動卻很活躍豐富，肝醣（**glycogen**）確定已在前一晚耗盡（因昨天也只吃早餐，而且早餐後在健身房少說也消耗了１２００大卡），今天一整天就都看「燒脂」的好戲了！

千萬不要因已達減餐目標而容許自己吃一點水果、堅果或米果，以為這些東西熱量不高，無傷大雅。殊不知這些小食物在肝醣耗盡的情況下吃進去，幾乎是百分百吸收，導致事後體重不減反增。

既然期待已久的「燃脂」終於發生，就要讓它持續燒個夠，打鐵趁熱、一鼓作氣，一個好好的減重計劃，被那麼一點吃了也不過癮的「小點心」破壞，怎麼說都不值啊！

根據英國巴斯大學（University of Bath）研究指出，禁食時健身更有助於肌肉增長。我吃東西後也健身（包括有氧運動）、禁食也健身（只有重訓），的確禁食時健身不但幫助長肌肉，更有益於燒脂。

有一個禮拜三的早上4點，我被蚊子吵醒後睡不著，起來吃早餐，然後就去健身房運動。雖然少睡4個小時，運動時會感到有點吃力，所以從健身房訓練完的時候，疲憊不堪，當我走向捷運站，看到一個景象，突然覺得這個累是值得的。

我看到捷運站附近有幾位肥胖的年輕人，覺得他們很辛苦。因為他身上比我多揹幾十公斤的肥油，也因為這幾十公斤的肥肉揹在身上，稍微走幾步路就滿頭大汗。雖然同樣是疲憊，我現在的疲憊只是因為睡眠不足，加上練身體，而感受到疲憊，睡一個覺起來，就神清氣爽了，因為我沒有揹這幾十公斤的肥油在身上。

那個時候，我突然心裡感到一種自由，突然間覺得輕鬆起來，因為我頓悟到，我若想要輕鬆，就要先比別人疲憊；當我疲憊完了，就比他們輕鬆了。因為我睡一個覺起來，就不疲憊了；而他們不管睡幾個覺，幾十公斤的肥油都還在身上。

誰笑誰？你坐在沙發上吃垃圾食物，我在運動時，你笑我？我讓你笑。等我運動完了，再看看你什麼事情都沒有做，卻氣喘如牛。在這個情況下，你就會看出飢餓是一個很可愛的東西，更會用理智去決定愛上飢餓、愛上運動。

總之，那天的經驗讓我頓時領悟到，你若想比人家輕鬆，就要先比人家疲德（運動健身），把肥油甩掉，然後就可以自在的享受輕鬆，也才有資格對別人說三道四囉！

如果所有的自然律要你想吃就吃，肥胖的時候你會想：「我都已經這樣子了，放棄好了。」自暴自棄會越吃越恐怖，才會有幾百公斤的大胖子出現，你也想要寫自己的600磅故事嗎？

飲食與運動的關係

◆要吃完早餐運動，還是要運動完再吃早餐？

我運動量大，沒吃就沒能量與體力，所以吃了才運動。

◆要吃完多久才能運動？

我都會撥出至少一個小時，一方面是我比較久沒有吃，胃腸停工了一段時間，讓他復工時間要比較久一點。不然運動的時候肚子會很漲，甚至想吐。食物會在胃裡面停留30分鐘，分解完的食物才慢慢進入小腸，小腸有10～20公尺，其實很長。吃完東西如果30分鐘後運動，建議做重量訓練就好，跑步就比較不建議。

3.4

羅馬不是一天造成，肥胖也不是

人身上多出來的脂肪可以無限制的堆積。眾所周知，台灣是手搖飲料的王國，對減肥的人來說，等於是最厲害的毒藥庫；甜的食物就像古柯鹼、海洛因一樣會讓人上癮。肥胖才是現代人最普遍的營養不良，帶來許多疾病：代謝疾病、退化性疾病、慢性疾病、重大疾病、惡性疾病。脂肪細胞（Adipocytes）不會因為肥胖而增加，但是它的體積可以無限量擴大。我每次經過手搖飲料店都感到不可思議，竟然有這麼多人被「糖」毒害而不自知，「糖」是最便宜、合法、無所不在的毒品，容易上癮，減少糖類攝取可以抗癌，「ＸＸ嵐」之前研究過，把甜度調高，營業額就會有一定比例增加，好可怕！

無怪乎台灣是亞洲肥胖比例最高的國家，全拜珍珠奶茶所賜！當然喝的大部分是年輕人，他們仗著代謝率高，不以為意！不過肥胖往往是慢慢的、悄悄的累積而來，發現時已經來不及了！

瘦身是持久戰，做到才敢大聲

我也會有不想去健身房的時候、也會想偷懶、偷吃，也有所有人有的軟弱，並非百分百鋼鐵意志；所以在強硬之餘，我總是留一點人性容許的後退和失敗空間。雖然被稱為「鋼鐵醫師」，但我覺得要做到像「碳纖維」這樣比較堅韌、不是死硬的感覺比較好，「碳纖維」比百分百鋼鐵堅固，畢竟這不是軍隊的軍事化訓練，個人成敗個人擔，也不必熱臉貼冷屁股！

在「間歇性禁食」的過程中，我們訓練、征服自己的大腦，才能達到真正的自由！像我現在就很自由，我是開餐廳的老闆，也可以說是美食專家，你要講美食講不過我。不能因為我一個禮拜只吃7餐，就說我不是美食的愛好者；相反的，正因為我只有7次機會，所以越發謹慎挑選吃的東西，反而非常注重美食，甚至我還可以跟你講「減重美食」。

「減重美食」就是推翻「減重食物很難吃」的想法，像是市面上的減重餐一般來說，都是很難吃、或者是很複雜的東西，要秤、要算、然後要均衡。或者要吃一些沒有味道的東西，燙青菜、燙魚之類的。

我是提倡減重美食的人，在任何領域，一般人會有「迷思」，但專家如我就是有責任推翻「迷思」，宣揚建立正確的觀念。

首先，經過長時間「間歇式禁食」"Intermittent Fasting"後，不但沒有這個不能吃、那個不能吃的困擾，反而更能享受在正確的時間所吃的每一餐、更注重每餐的品質，而且吃大餐完全沒有罪惡感！如果你在我群組裡面，問我什麼可以吃、什麼不可以吃，其實我不會管你。只要你在不該吃的時候不要吃，該吃的時候就吃到爽，內心不要有遺憾。

紀律鍛鍊身體的獎賞，莫過於禮拜五晚上我取名為「邪惡的員工牛肉大餐」，只有「滿足」兩個字可以形容！每個禮拜經過嚴格體能訓練、操練、鍛鍊、磨練甚至苦練，接著用這麼優質的蛋白質好好犒賞自己，大快人心！

想要健康瘦，吃牛肉就對了！

我小時候在阿根廷長大，阿根廷是吃牛肉的大國、同時也是足球王國，吃起烤牛肉大餐，沒人能贏我。世界盃足球賽有超過百年歷史，而到目前為止，廿幾屆冠軍的國家都是吃牛肉為主的，牛肉與足球有什麼關聯？

一位足球員在一場足球賽可以跑12～15公里，這需要大量的體力。因為踢一場足球賽要跑90分鐘（平手的話還要加賽30分鐘），這是有氧運動的極致！不停跑、不停跑，尤其後衛要防守還有參與進攻，他跑的距離最遠，一場球賽甚至可以跑15公里以上。

我要著重的意思是，足球的勝敗不只是在比技巧，也是在比耐力，沒有任何一個食物比牛肉更能給足球球員耐力。

要撐90分鐘高強度的運動，只有牛肉做得到，雞肉、鴨肉、魚肉都支撐不了那麼久。肉的質量，以同樣體積而論，沒有任何食物的營養成份優於牛肉。在阿根廷只要講肉，沒有指明什麼肉的時候，一定是牛肉，這個每人每年食用100公斤的國度，不折不扣是個吃牛肉的國家。

一隻雞從雞蛋變成雞，大約3～4個月就被殺了，牠怎麼會長那麼快？先不要管牠有沒有打什麼東西（生長激素），牠長那麼快，牠的肉質、營養成份就慘輸給牛肉。一頭牛牠要吃草很久，肉量才會多到可以宰殺的程度。我一個禮拜只吃7餐，所以當我可以吃的時候，沒有機會吃到雞肉，因為輪不到牠（被我吃），更何況牛肉的美味絕對不是雞肉可以比擬，牛肉完勝任何肉類，hands down!

很多營養師甚至醫生，連牛肉都不敢講出來，好像紅肉是萬惡的肉。如果是因為燒烤烹肉燒到焦掉，這樣的肉可能會不健康，問題是任何一種肉燒焦都同樣會產生致癌物，不是嗎？另外我想要說明的是，燒肉是日式做法，火焰會直接燒到肉；阿根廷烤肉則是先柴燻，等柴燒到白再烤，肉一點也沒被直火燒到，因此很健康，非常原味，完全安全！

現在食安問題那麼嚴重，要吃動物，也要看這些動物吃什麼，了解食物的來源可以解決食安的疑慮。雞、鴨、魚、豬的營養成份，沒有辦法跟牛肉比，在台灣牛肉比較少人在吃，一般都吃豬肉，如果去看豬吃什麼飼料，你會很害怕！但是牛呢，都是吃草的，在阿根廷1平方公里的草地，只能養一頭牛，你看牠吃草吃得多開心！

舊約聖經歷代志上廿九章21節：「次日，他們向耶和華獻平安祭和燔祭，就是獻公牛一千隻，公綿羊一千隻，羊羔一千隻，並同獻的奠祭；又為以色列眾人獻許多的祭。那日，他們在耶和華面前吃喝，大大歡樂。」

這個經節是猶太人以色列時期的君王「所羅門」，花了很久的時間為上帝建了一個聖殿，竣工後為聖殿舉辦了一場慶典，慶典獻祭就是把這些動物拿去宰殺，放到祭壇上，有約公牛一千隻、公綿羊一千隻、羊羔，就是比較嫩的羊再一千隻，總共3000隻，這就是史上最大的烤肉趴，超級澎湃、壯觀。

很有意思，對吧？上帝也喜歡烤肉，我是信上帝的人，所以也很喜歡烤肉。這些論點很少有醫生會講到，很多時候我認為這叫做意識形態。當你認為吃肉不好，你就一直說吃肉不好，可是吃肉可以解決很多疾病，吃肉能夠做吃素做不到的事情。

現在來講一個案例，癌症其實很少讓人致命，死亡的原因往往都是營養不良。狀況是有兩床病人做完癌症化療之後。第一床的病人吃素，營養吃不夠，他的生命就像蠟燭一樣，越來越「熄滅」，另一床病人的家屬，看到這個狀況不太對，就去買一碗牛肉湯給他喝，一喝下去整個人就好像活過來了，都還沒有吃肉呢！

因為湯汁裡面含有肉汁的養份，就是他所缺乏的，只是喝湯而已，他的營養就補回來了，所以我非常喜歡台灣的這個產品叫做「牛肉湯麵」。我更建議你吃肉，因為你吃了肉之後，肉裡面所供應的養份，足夠你身體營養的支撐。

身體有四大結構，就像一棟大樓的鋼筋一樣，它們是：骨骼、肌肉、皮膚、血管，它們是全身性的身體構造，需要大量的蛋白質，蛋白質吃進來，不是給我們身體能量，而是供給身體結構，就是身體的鋼筋，就是所謂的「膠原蛋白」，膠原蛋白從哪裡來？雖然植物也有，但是大量來自肉類，更大量來自牛肉。

吃一塊肉進來，肉會先經過胃酸分解成21種胺基酸，當中有9種叫做「不可或缺的胺基酸」"Essential Amino Acids"，這9種身體不能製造，必須從食物攝取，這9種如果缺乏，9除以21超過40%。也就是說，如果你沒有經由食物攝取，你就會缺乏40%以上的蛋白質，這是很嚴重的！而這9種胺基酸大量來自肉類，少量來自蔬菜。

所以吃牛肉我是沒有任何顧忌的，還建議大家可以多吃，在我的減重餐裡面，一定都有牛排、而且連牛肉的油花，吃進去也都是健康的。我們現在知道膽固醇已經不是心血管疾病的來源了，過去都以為是壞膽固醇造成的粥狀組織堵塞血管，其實這些理論最近都不攻自破，所以能吃的時候，放心吃吧！只要不該吃的時候不要吃，就能輕鬆享受減肥美食！

Chapter 4

顛覆「營養」概念，重建「健康」思維

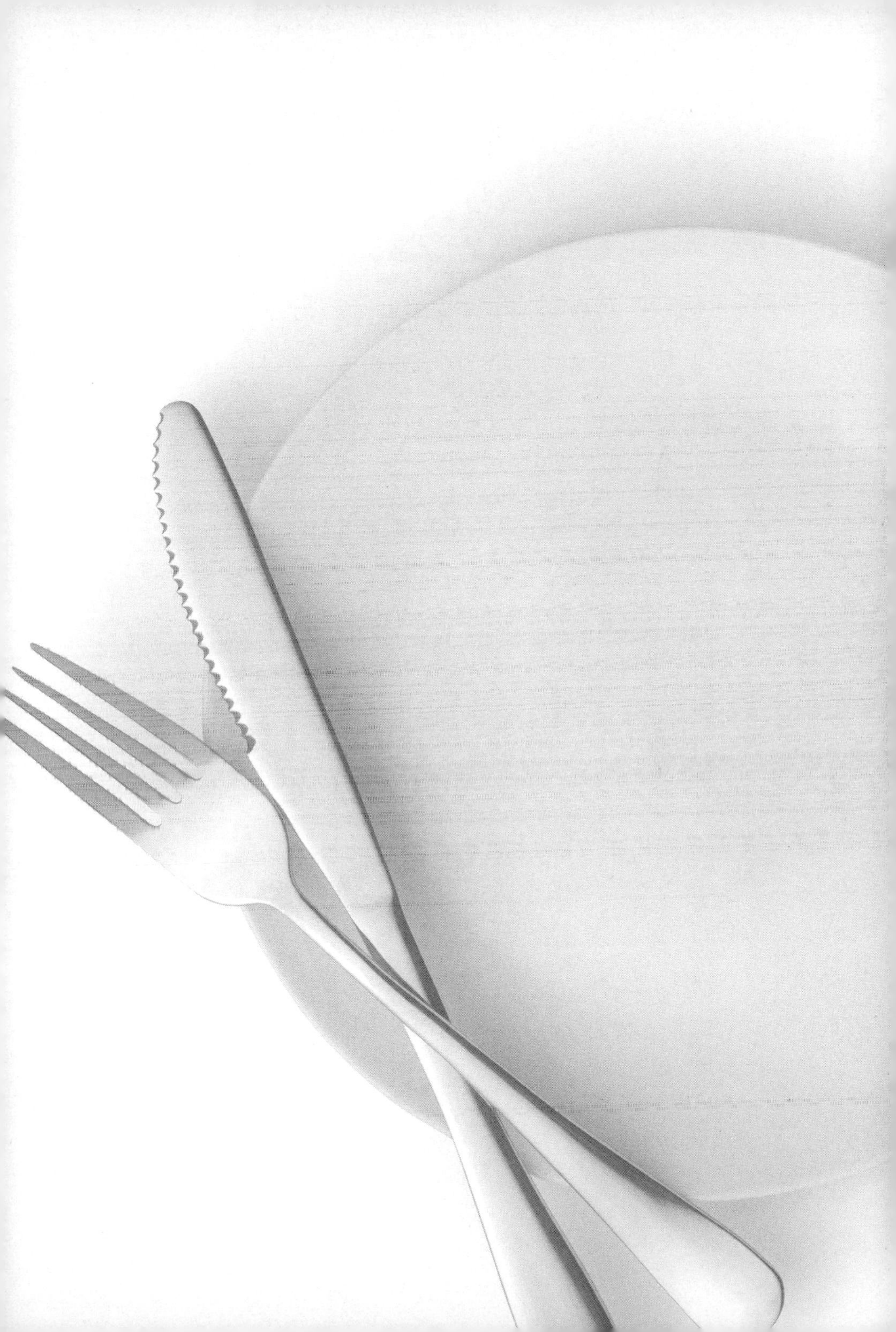

有沒有人能告訴我，誰一輩子都沒有吃過藥？我認為這個人是值得採訪的，但應該沒有這樣的人。開藥與吃藥這件事，似乎沒有人質疑過，在我的經驗發現，這似乎有些問題，而且問題還滿大的。

大家都知道藥吃多了不好，卻不知道還有哪一條路可以走。慢性疾病（或退化性疾病，代謝性疾病）的吃藥這條路，目前被挑戰到一個程度，未來可能會走入歷史。如果醫生告訴你一輩子都要吃藥，你可能要想一下其他的選擇。拿藥拿太多，自己吃不完，還自己當醫生，分給親朋好友吃？台灣洗腎比例世界最高，腎臟科醫師到底治好幾個腎？幾乎沒有，都是幫病人洗腎，洗腎病人越養越多，這是所謂的名醫？

若「吃藥」本身沒有達到醫病這個目標，只是讓身體堆積了毒素，醫生也不會幫你把毒素清出來，那體內到底累積了多少毒素？沒有人知道。

4.1

關於「營養學」的起承轉合

與其著迷藥物，不如先談談近代營養學的起源。營養學起源得相當早，在哥倫布發現新大陸的時候，這門學科才獲得廣大的重視。在歐洲大航海時代，水手們都想在世界的另一頭追尋自己心目中的優勝美地，因此必須經過長時間的海上航行。

他們在海上度過漫長的歲月，吃的大部分是乾糧，缺乏新鮮蔬果，導致營養嚴重失衡，缺乏維他命C的結果致使不少人在海上航行的過程中，陸續死亡。

那些體力強健，勉強能夠活下來的水手們，情況也不樂觀。由於海上航行，吃的食物都不新鮮，他們處於長期缺氧的狀態，都罹患當時有名的「壞血病」，奄奄一息。

說到壞血病的成因，就要從紅血球的形狀說起。上帝創造紅血球，非常巧妙，它的外表是一個圓盤的形狀，中間凹陷下去，類似未中空的甜甜圈。為什麼說它形狀巧妙呢？原因是紅血球需要經過比它還小的微血管時，利用這種特殊的形狀，它可以折疊，把自己半徑變小，穿過微血管、完成血氧輸送。

那水手們的壞血病是怎麼來的呢？匱乏維他命C這個代表性營養素，紅血球無法製造膠原蛋白，導致典型圓盤結構遭受破壞，變成了球形，面對直徑較小的微血管，無法折疊而破裂，氧氣送到門口卻死在門口，功虧一簣，病人最後缺氧而亡。

幸好，上帝給這些活下去的水手們一些希望，當他們航行到新大陸時，第一個接觸他們的，便是部落的酋長，酋長本身常常同時扮演醫生的角色，看見這些水手得到壞血病，就去拿松樹皮泡水給他們喝，這個病就慢慢好了。

原來松樹皮與松果，都含有大量的「原花青素」"Pro-anthocyanidins"，這些「原花青素」在身體裡面經過消化，變成了「花青素」"Anthocyanidins"提供了紅血球所需的膠原蛋白，完成圓盤形狀之柔軟構造，紅血球成功通過微血管，完成氧氣輸送，病自然就好了。

花青素是身體結構製造膠原蛋白的重要營養素，大家都知道膠原蛋白會讓皮膚Q彈水嫩，一般人認為直接吃花青素就好了，事實上花青素被吃進身體後，人體無法吸收，這些花青素就被消化系統處理掉了。

那要怎麼辦呢？答案就是食用「原花青素」，讓這些「原花青素」經過分解後變成「花青素」才可以被吸收進而產生作用。

吃進去什麼？營養素能不能吸收？這就是營養醫學的問題。一般我們認為「吃什麼補什麼」，但從這個例子我們知道，「吃花青素」並不能補「花青素」，而是要吃「原花青素」才可以！提此案例要說明的是，對營養素的了解很重要，一定要諮詢專家，才能得其門而入，要是找錯人或上網蒐集資料，資訊不對等，花一百年的時間也不夠。

不要說慢性病，連急性發燒都不該吃退燒藥

中國醫藥大學感染科名醫王任賢，他是開抗生素的專家。前面已提及，慢性病吃藥是無法「治病」的，而這位名醫卻說，連急性發燒吃退燒藥也是完全錯誤的！因為細菌跟病毒喜歡攝氏37度，多2度細菌跟病毒便無法存活，發燒為什麼燒到39度？是上帝給我們的機制，要殺細菌跟病毒的，結果你還把燒退掉，不是擺明讓這個病毒與細菌，又恢復了舒適的環境，然後繼續孳生？

「所有的細菌病毒都喜歡37度，你（細菌病毒）進來體內就不讓你好過，我就給你39度。那我們還把他降到37度，這是反其道而行嘛！」中國醫藥大學附設醫院感染科主治醫師王任賢這麼說。（資料來源 http://health.businessweekly.com.tw/AArticleM.aspx?id=ARTL000071490）

所以，發燒是一件不好的事情嗎？身體會痛是一件不好的事情嗎？以前古代的「痲瘋病」就是讓你不會痛，因為痲瘋病的細菌吞噬掉你的神經，所以

人都不會有痛的感覺，不會痛是好的嗎？不會發燒是好的嗎？通通錯，發燒是好的事情，所以這位王醫師說，發燒是一件好事，千萬不要去避免他。

可是大家都說：「如果燒下去，腦袋瓜會燒壞掉。」其實頭腦很難燒壞掉，除非是腦炎。究竟發燒要燒到幾度，頭腦才會燒壞掉？39度會燒掉嗎？對小朋友來說，發燒到39度，他還會活蹦亂跳地跑來跑去。根據我的經驗，頭腦要燒掉，就是你去泡最熱、最熱的溫泉43度，而且頭要浸在裡面一整天，就是43度燒一整天，腦子才有可能燒壞，在43度以下，都是安全、可以不用吃藥的（只需補充水分與電解質）。

名醫罹重病的臨終真言

醫界檢討，拿藥控制症狀與解決問題，猶如紙包火，一發不可收拾。中國名醫華益慰罹患癌症，臨終前說：「人體是營養素造成的，要修復也要用營養素來修。」

在我們醫界常見一個很大的諷刺，我看過很多心臟科的醫師自己心肌梗塞、神經外科的醫師自己得腦瘤，這一位中國名醫華益慰，他自己也得了癌症。

「許多人最大的失誤是身體壞了，不用原材料來修理、不用營養素來修理，而只要靠藥物來修理。可是我們身體不是用藥物做成的，而是由營養素構成的；這樣修不合理，效果不好，是不可能成功的。現代醫學違背這個基本規律，導致很多病治不好！現代醫學對慢性病束手無策！」北京軍區總醫院普外科主任、「感動中國」2006年度人物華益慰說道。（資料來源 https://read01.com/LnG20d.html）

他在臨終前說出這一段話，可是他行醫的過程裡，為了治療那些癌症病患，他可能也開了無數的藥與無數的刀，最後才幡然醒悟，所以我趕快把他的話借用過來，只是我不希望在我臨終的時候才講這段話。

早在我二十六歲時，心裡面就有這段話想要說，那就是：「用營養素來代替藥，實在太重要了！」我是外科醫師，走過了西方醫療完整的訓練，開了無數的藥與無數的刀，人家問我開過什麼刀？我就說從上面到下面、從前面到後面，身體沒有一吋沒有開過。

可是開了這麼多刀、開了這麼多藥，我到底救了多少人？我心中有很多的懷疑與不確定、甚至心虛。我講一個小小的故事，過去我在美國當外科住院醫師，開刀完，每4～6個小時就要給病患開止痛藥，病人因為止痛藥的藥效退了，開刀的傷口疼痛使他睡不好，醫生也沒有辦法睡，因此很辛苦。

後來，美國發明一種藥，吃了一顆就可以二十四小時止痛的止痛藥，因此當時我很喜歡開這種藥，因為病人二十四小時都不痛，就可以好好睡覺。十年後，當我不當外科醫師的時候，這顆藥突然下架，原因是它造成一百八十四名病患命喪黃泉，我感到很震驚。

一般而言，大家都知道藥的發展有 phase 1、phase 2、phase 3之

FDA 新藥上架的流程，其中 phase 3 是以人體做實驗，但是我來告訴各位，還有一個 phase 4。Phase 4 就是上架了之後，吃死幾個人才會下架。

第一個病人死亡，如果怪這個藥，藥商不會承認，會說可能跟其它因素有關係；後來死了兩個、三個他都還不承認，到後來死了一百八十四個，終於證明這些死亡都跟這顆藥有關係，然後這顆藥才被揪下架。

看到這個消息我就在想，雖然我沒有開這個藥已經經過十年了，但當初我有沒有因為開這個藥，而害了某個病人命喪黃泉？老實說我自己都不確定。

4.2

生活型態的改變才是疾病治療的關鍵

高血壓、高血脂、高血糖、高尿酸等慢性病的藥，基本上——

- 都不是治本。
- 都在壓數字。
- 都要吃一輩子。
- 都有副作用！

慢性病的藥都是在壓低數字的，請問你的病有被藥「醫好」過嗎？這就造成了吃藥不是治本，而是在壓數字，然後累積副作用在體內。名醫常常在比掛號的病患數量？對我來說，這是因為他們沒有醫好病人，掛號才越來越多。

為什麼病沒有治好？因為很多疾病是需要生活型態的改變，美國醫師看病都要問診40分鐘，因為他會跟你講很久，要改變你的行為。如果你做到了，受用不盡。

這種生活型態的改變，是健保做不到的，因為台灣看病講求高效率，因為後面排很多病人，所以看病的流程也SOP（標準作業流程化）化了，你只要知道這些開藥的流程，你就可以成為一個開藥的醫生，幫一個病人開藥，只需不到3分鐘。

生活型態的改變，耗費功夫與時間，所以醫師只要開藥，節省工夫與時間，也可以讓病患大排長龍、越排越多病人，看診時間越快、效率越高，病人怕麻煩、怕等待，都喜歡找這樣的醫生，醫生也越來越有名了，無形中就塑造許多「名醫」的神話。

國際三大知名醫學期刊 The Lancet《刺胳針》，學術地位很高。其他大家可能稍微容易被知道的《British Dental Journal》叫做 B. J.，這是英國的牙科期刊；還有一個叫做《New England Journal of Medicine》這是美國的新英格蘭期刊。

The Lancet《刺胳針》醫學期刊公布全球醫療品質評比結果，最先進的醫療國家的一些疾病的治療指數，台灣在急性病裡面名列前茅，但是在三個病裡面排名是幾乎敬陪末座的第四十五名：一個是高血壓、一個是糖尿病、一個是腎臟病。

台灣不是最先進的健保的國家嗎？這項全球醫療品質評比結果，讓台灣醫界難以置信，因為台灣落在第四十五名，為什麼這三個疾病排名敬陪末座？然後就一大堆醫生出來，很不服氣的說：「我們這麼好的醫療，怎麼可能最後一名？」可是《刺胳針》是醫學期刊全世界三大之一，所評比出來的結果，會根據很多的參考指標。

對我而言，答案就直接是與藉「吃藥」的方式進行醫療的行為，非常有關係，就是讓病人一直吃藥、一直吃藥、一直吃藥、然後一直都沒有治好，一直吃到死。

所以我一直都覺得這些高血壓的名醫、心臟病的名醫、腎臟病的名醫是在比什麼？是比他掛號的數量很多，一個診掛200個病人的名醫，越掛越多，所以他是名醫。

但是對我來說，越掛越多是因為，他沒有醫好半個人，所以掛號人數才不斷攀升。腎臟病最有名的名醫，是洗腎的病人最多，可是你有沒有想過，除了洗腎之外，他有沒有可能減少一些洗腎的病人，救一些腎臟回來？

名醫應該是越醫越少人耶！或應該是醫好舊病人，收入新病人才對啊！怎麼會今天100個、明天150、後天變200個？因為都沒有醫好，只是在壓低數字！但是這樣做卻是名醫，我就覺得有一點納悶，為什麼可以這樣一直吃藥下去呢？

因為這些醫師被這樣教、病人也被這樣教。

越吃藥，病越難好的矛盾醫界

這些都告訴我們，慢性病的處理不應該是用藥處理，而是用一些其他方式，比如說像是生活型態的改變。生活型態的改變其實是健保給我們的醫療所做不到的，因為一個病人，你去掛一個健保門診，醫生給你3分鐘，要開什麼藥給你，到後來你也沒有辦法做到生活型態的任何的改變。

而且生活型態的改變，非常費功夫、非常費時間，所以美國醫師在看病，他看一個人都要四十分鐘，為什麼？他是要跟你聊耶！你有肥胖對不對？你有高血壓？你需不需要減重？他就是跟你講很久，希望你改變你的行為。

這是一件吃力不討好的事情，大家都認為很浪費時間，可是如果你做到了，受用不盡、一輩子都可以很自由。我就是藉著行為的改變，達成我現在的身材、腰圍、體重跟低體脂肪，以至於我現在覺得我很自由、而且不用吃藥，我也相信如果我維持下去，應該都不需要吃藥，所以我才急著想把這些訊息分享給各位。

病治不好問題是出在哪裡？問題是出在醫生拼命給藥、病人拼命吃藥，吃來吃去還不知道有沒有治好、有沒有吃出問題、有沒有吃出想要有的效果？我現在想要教的就是，用一點其他的方式試試看，餓幾餐你就會發現，你的血糖越來越正常、你的血壓也越來越好控制，沒有這麼「頑強」……

吃藥已經不再是唯一一條路了，用吃藥治慢性病這件事，現在已經被挑戰到一個程度，越來越站不住腳，未來可能會走入歷史。所以你現在如果有親朋好友，一直在吃藥控制血壓，醫生告訴你要吃藥一輩子，這件事情你要好好地思考一下。

台灣醫療水平輸在慢性疾病，尤其慢性腎臟病、高血壓與糖尿病等五項科別，通通不及格，原因是病人的生活型態沒有改善，比較喜歡吃肥美的東西、甜的東西，因此食物伴隨而來的疾病，不斷惡性循環，過著「醫生拼命給藥、病人拼命吃藥」的生活。

我現在不是說什麼藥都不能吃喔！但是我們稍微來檢視一下，我們平常在吃的藥有哪些問題？我現在要講的是慢性病這些吃藥OK不OK？高血壓、高血脂、高血糖、高尿酸，這些藥都是在吃什麼意思的？都是在壓數字。血壓180，所以吃一顆藥你會降到170、160，那請問你的高血壓有被藥醫好嗎？沒有！因為藥效一過，血壓又上去了。

血糖、血脂都一樣、都是類似，都不是在治本，而是在壓數字；而且你要吃一輩子。吃一輩子的藥，就有一輩子的副作用。所以這位日本醫師出了這本書《90% 的藥其實都不需要吃》，所以只剩下 10% 這種藥，是真的在必要的時候再吃。

· 好好思考一下，看看你的抽屜，這種藥能吃嗎？
· 失眠吃安眠藥
· 過敏吃抗組織胺
· 頭痛吃止痛藥
· 便秘吃瀉藥
· 痛風吃秋水仙鹼
· 高血脂吃降血脂藥
· 高血壓吃利尿劑

但我現在要拿出一張普通的藥單說明書，這裡有一個紅框框，紅框框的意思就是"warning"，就是要叫你注意、要小心吃這個藥所需要注意的事項，此藥是一種抗組織胺，也就是過敏的藥。

第一欄它會告訴你這個藥的副作用，第一個副作用我們看到「過敏」。過敏藥吃完副作用是有可能會過敏，這邏輯上是有一點小小的難通過，就是說你吃完了之後你身上的過敏好了，但你對這個藥會過敏，會不會很矛盾諷刺？

我以前有痛風，只要是尿酸在關節堆積就會很痛，身為西醫，我會去找我同行的同事，請他幫我開藥，他會開一種藥叫做「秋水仙鹼」。這種藥很厲害，它的副作用會先出來，作用才能出來，所以我就問我的同事：「同學，吃這個藥要吃到什麼情況，尿酸才會降？」

他說要吃到「落屎」，尿酸就會降下來，意思就是「落屎」（副作用）會先出來，之後尿酸才會降下來。所以讓我很難抉擇，我是要忍受關節痛還是要落屎？必須二選一，藥吃下去還真的拉不停，等落屎完，尿酸真的降下來了。

有沒有別的方法可以不吃這個藥？不要有落屎的副作用，尿酸還可以降下來正常？不禁自問：「這些藥真的能吃嗎？藥治病還是致命？」

吃藥的醫療造成很多人的迷惑，真的嗎？我真的需要吃這些很毒、有很多副作用的藥、或者是只治標不治本的藥嗎？這些藥不吃了，真的會有很可怕的後果嗎？像我父親本來要去接受胰島素治療了，我也是醫生，卻叫他不要去打胰島素，等他回台灣，教他運動，讓他少吃幾餐，最後把他的腰圍降下來，血糖控制變好，也慢慢不用吃藥了！

突然間發現，我以前做的事情好像不太對。以前病人都是，來了我就叫你吃藥、來了就幫你開刀、來了就叫你進急診、住加護病房、來了就幫你身上插滿管子。這個是我們以前外科醫師的專長：就是身上有洞一定可以插管、身上沒有洞也可以幫你鑿洞，總之就是可以把你變成一隻刺蝟，全身都是管，到底是在救病人，還是在害病人？

健康之於我：放下藥單，回頭是岸

外科醫師做久了，現在開始做這種「無藥醫療」，突然間發現，赤手空拳的感覺很好。可是很多醫生赤手空拳，沒有辦法做事，他一定要開藥，還有很多病人一到醫生面前，就一定要拿藥，拿回去再決定哪一顆吃、哪一顆不吃，這是台灣病人世界第一的地方，可以自己決定去吃哪一顆，超厲害！

這些事情都很奇怪，但我們已見怪不怪，我認為有必要做一些改變與改革。至少我可以講，我不是江湖術士、我不是旁門左道，也不是在推什麼自然療法或者是另類療法。我有很強的理論基礎、很強的實證經驗；說證據有證據、說經驗有經驗、說自身的說服力更有自身的說服力。

四年以來，我從來沒有復胖過。真正的健康如陽光、空氣和水，是免費的。問題是你得做你該做的事情。生病拿藥是最簡單的事情，也是最不負責任的一件事情，因為健保的醫生沒有時間來跟你聊這麼多，最快的就是開一些藥讓你帶回去服用，一段時間後再回來檢查。

這樣的醫療雖然是很快速、很有效率，可是他沒有做到「醫治」這個效果，只有讓你吃藥，然後讓你的身體，堆積了更多的垃圾，如果你平常都有吃藥的習慣，你應該好好思考這一切到底是否真的有效、有意義。

4.3

被藥廠與醫界共犯結構所玩弄的身體

藥廠捐給醫學院大量資金，我們的健康被藥廠與醫界的人玩弄，問題出在拼命給藥、拼命吃藥。因為「有錢能使鬼推磨」，藥廠為了取得自己想要的研究結果，以「捐獻」的名義給醫學院大量資金。

在《膽固醇陰謀也許是人類最大洗錢騙局！》一書中舉的例子是降膽固醇（血脂）的藥，這個藥是醫藥史裡面賺最多錢的，用怎樣的方式賺最多錢？就是告訴你血液裡膽固醇高、要降膽固醇只能吃這種藥。

藥廠研發一個藥需要花費約 10 億美元，然後還要另外再花 190 億「捐獻」給醫學院，請他們跟他們的醫師說，血脂超過 200（膽固醇＞200mg/dL），就必須服用毒性甚高的 HMG-CoA 還原酶抑制劑（HMG-CoA Reductase Inhibitors）簡稱為汀類（Statins）藥來降血脂。美國醫學院有 95% 收受了這種名義為「研究基金」的「獻金」，所幸 5% 有良心的醫學院不願意被買通，而此陰謀就被本書的作者，也就是那 5% 未收受獻金之醫學院任職的教授揭露出來。

1981 年這種藥賺的利潤是 2.92 億美元，十年後，到了 1991 年，已經賺到21億美元，我手上這本《膽固醇陰謀也許是人類最大洗錢騙局！》出版日期是2004年，到現在，他們賺的錢早就不知道翻幾倍了。

其實絕大多數高血脂的患者（他們已被稱為患者了）都沒有什麼症狀、不會有任何的感覺、一點都不會不舒服。你有沒有見到有200以上高血脂的人有什麼症狀？但是他們用了很多方法讓你覺得很恐怖，讓你覺得血管被膽固醇塞住，有一天你會心肌梗塞、中風等等講一大堆。

根據Dr. Michael DeBakey這位美國醫師在1977年研究出來的報告，罹患心血管疾病的人只有30～40%同時有高血脂。意思就是說，心臟病、心血管疾病的人，只有30～40%有高膽固醇。換句話說，60～70%的心臟病、心血管疾病患者，血脂（膽固醇）在正常範圍內。

第二個證據顯示，用這個藥物能有效降低血脂，卻沒有辦法降低心血管疾病的死亡率。其實你隨便吃一些綜合維他命，血脂就會降下來，而且心血管疾病的死亡率，也會降下來，這是藥廠知道，但卻很怕民眾知道的事實，所以他們就用大筆的金錢一直去收買醫學院跟醫院。

藥廠花費約十億美元研發出藥，還要再花190億「捐獻」給醫學院，然後請醫學院在收錢的時候，簽下同意書，告訴醫學生、醫生請跟他們跟病人講血脂超過200mg/dL就要吃這個藥，這樣就達成了共識。

藥廠捐錢是給「醫療研究」使用，很冠冕堂皇的原因，講得很好聽，可是它裡面是一個共犯結構的陰謀。這位美國教授直言不諱：美國醫學院有95%都有收這個錢，但是他的學校沒有，所以消息是從沒有收錢的醫學院的教授講出來的，世界上還是有一些有良心的人，他不願意因為這樣而被買通。

藥廠後來就發現單憑「200以上的血脂」，有一點證據不足，所以他們才將苗頭指向「壞膽固醇」，壞膽固醇叫ＬＤＬ，它甚至不是膽固醇，而是脂蛋白，藥廠叫醫生跟病人說ＬＤＬ如果高於130mg/dL，就必須服藥。

就這樣把標準越壓越低，越賺越多錢。本來130，後來120，後來100mg/dL，加上醫學院的背書，都讓你覺得只要超過這個標準，就必須服藥，要不然你會因心血管疾病而死亡。

後來 Dr. Michael DeBakey 又再進行研究，死於心臟病、心血管疾病的病患，60% 的人「壞膽固醇」也是正常的，所以都不能解釋「膽固醇到底有沒有直接影響你的心血管」這個問題。

結論是連壞膽固醇也沒有這麼壞，真的是很頭痛。我就說：「這是降血脂（膽固醇）藥的猙獰面目」。壞的不是好膽固醇、不是壞膽固醇、也不是總膽固醇，那到底誰才是壞的？答案是「降膽固醇的藥」或「藥廠」！

到 2003 年這種藥已經賺每年一百六十億美元利潤。所以你知道像「默克」"Merck" 啊、「輝瑞」"Pfizer" 這種大藥廠，他們富可敵國的程度，是可以憑政治獻金決定誰當選美國總統的，真的是所謂「有錢能使任何一個人推磨」！

2003 年藥廠賺一百六十億，他們説隔年再調降血脂的標準，利潤還會加倍，所以他們要多少利潤，只是看他們要壓到多少。他們就跟美國的心臟醫學會都先講好，然後一直壓低標準，到後來民眾都認為：「啊！我這樣血脂太高了，就要乖乖吃這種藥。」我陪我父親到醫院去，被檢查出高血脂，然後醫院就開出這個藥，我馬上就把這個藥拿過來……不是我要吃，是我收起來不讓我爸吃，到現在他都沒事，血壓正常、還更健康。

藥商到底在打壓一些什麼東西？其實藥商為了自己的利益，長年來都在打壓營養品、營養素、輔助食品、健康食品。他們之所以很怕這些產品，是因為這種產品研發費用很便宜，然後又會降膽固醇、又會降心血管疾病的死亡率，反觀他們做出來的藥呢？做不到！所以他很怕一般民眾知道這樣的事情。

那這位醫師早在十多年前已經講出來了，其實我從二十六歲時就知道這件事，所以我列出我初步的結論：

結論

營養處方＋生活型態改變（減餐、減重、減脂、減腰圍、增運動、增重訓、增肌肉）＝不用吃藥、不用看病、不用檢查、遠離醫院、遠離醫生、遠離慢性疾病、遠離黑白人生！

想要得到真正的健康，成功躲避這些心血管疾病，有幾件事情需要做：

第一個：我們要有一個營養處方，這是我用專業幫人規劃的；加上第二個：生活型態的改變。生活型態的改變包括「四減」：減餐、減重、減脂、減腰圍與「三增」：增加有氧運動（跑步）、增加重量訓練、增加肌肉質量。最後會等於「三不」：不用吃藥、不用看病、不用檢查！

台灣人對檢查這件事情，有時候到了「被迫害妄想」的地步，就是去檢查的目的，最好檢查出癌症，沒有檢查到出毛病不會善罷干休，要一直檢查、檢查到真的有毛病出來，檢查到走火入魔。

我個人大概有5年的時間沒有抽血檢查了，但是我確定我的血抽出來很正常，重點是我做到了以上這些事情，所以不用檢查：遠離醫院、遠離醫生、遠離慢性疾病、遠離黑白人生！所以"An apple a day keeps doctors away"（一天一蘋果，醫生遠離我），我比較喜歡大陸版本的翻譯：「每天滑蘋果手機，你就不會得到博士學位」，哈哈哈！

被藥廠貼標籤的反派：膽固醇真那麼壞嗎？

然而「膽固醇真的有那麼壞嗎？」事實上，膽固醇攝取量的上限已經被解除，美國2015～2020年最新飲食指南在美國時間2016年1月7日公佈「取消攝取膽固醇上限」。以前都是醫生講膽固醇不好，那現在也是醫生講取消攝取膽固醇上限，那表示醫生不是萬能，醫生不是什麼都知道，醫生也會錯的！

現在物質生活太豐盛，需要研究的一個議題，我的經驗告訴我，其實什麼都可以吃、什麼都能吃，根本都不是質，而是量的問題。什麼都可以吃，蹄膀可以吃、豬油也可以喝唷！不但每天一顆雞蛋OK，眼科醫生甚至說，每天吃兩個蛋眼睛會更好。什麼都可以吃，但是量要控制。

膽固醇大部分都由肝臟製造，只有20～30%來自食物。所以你膽固醇如果真的高，要怪的不是食物，而是怪自己的身體。膽固醇的作用是什麼？我們身體有六十兆細胞，每一個細胞都有細胞膜，而細胞膜的原料就是膽固醇。換句話說，你有六十兆顆細胞每天都在汰舊換新，所以你需不需要膽固醇？當然需要！

多種荷爾蒙都是膽固醇做出來的：男性荷爾蒙、女性荷爾蒙；腎上腺皮脂激素和維生素D的前驅物，全部都是膽固醇。還有我們膽汁中的膽酸在消化一些脂肪類的食物也是膽固醇。意思就是說膽固醇是我們需要的，LDL、VLDL、HDL全部都是我們需要的、都是好的。

膽固醇已被汙名化超過半個世紀，現在終於被平反了！膽固醇其實沒有什麼問題，它沒有什麼不好，只有一種叫做「氧化過的LDL」有可能在血管內壁因為發炎，造成血管的阻塞。那表示壞膽固醇LDL其實也是好的，只要它不被氧化。

另外一個結論就是說，就算需要降膽固醇，也絕對不是用「吃藥」、累積副作用的方式來治療，而是服用營養處方，就是用營養素的正確補充，不但可以有效降血脂，更可以有效降低心血管疾病的死亡率。

如果很多醫師仍然一直天天在開這樣的藥，你如果有什麼疑問，趕快來找我，我會告訴你，你沒有吃，還不會怎麼樣，吃了反而會受害。相信我！我是有證照的醫師，不是江湖術士，也不是旁門左道，我現在是在講正規的醫療。

4.4

T大女博士也支持的營養健康論點

因為朋友的介紹下，我遇到一位T大藥理醫學的女博士，她的理念跟我的營養醫學的理念幾乎一模一樣，但她研究營養醫學之路跟我不一樣。因為我在國外，她在國內，她是在最近六年才發現這個領域的，因此她放棄T大教授的職位，自己開診所。

在台灣普世的價值觀中，T大的位置是鐵位、鐵飯碗，也是名氣的保障，但是她卻選擇放棄！她說以她擔任小兒皮膚專科醫師的經驗裡面，她使用營養醫學的方法來治療病患，處理一些皮膚過敏的病症，幾乎90%以上都有效，另外10%沒效的，一半沒有遵照醫師的吩咐，另一半說謊（沒有遵照醫師的吩咐做卻不承認）。

從T大藥理醫學的女博士身上，我們可以印證營養醫學的醫療功效。她給我一本外國學者的著作，預測營養醫學即將要在二十年後把整個慢性病醫療翻盤，成為主流中的主流。

這件事情使我更有信心，因為這樣的理念已經不是只有我一個人在講了，還有T大教授也在講了喔！有一個這樣的來源跟我一起佐證更好，我也跟她聊我執行「間歇性禁食」治療肥胖與慢性病已經行之有年！

這位T大藥理醫學的女博士很開心的表示，自己讀書也有讀到「間歇性禁食」這個領域。我就很好奇請教她讀到什麼，因為她是那種天天看書的人，一定吸收不少知識。她就說禁食越餓的時候，細胞裡面有一個小結構叫做粒線體，粒線體是身體的發電廠，這個小結構重要的地方就是它有DNA。

細胞核就是DNA集中的地點，可是粒線體是在細胞核以外叫做細胞質的地方，細胞質裡面只有粒線體有DNA。粒線體非常重要，因為細胞沒有發電廠（粒線體）的話，它就沒有能量可以用，而根據實驗研究，越餓，人體內的粒線體會越多。

這跟我們平常人的認知相反，我們以為要吃很多，才有越多粒線體，才越能幫助身體發電，這跟我們的認知是完全相反的，「越少食物進來，粒線體才會越多」，然後細胞的代謝率才會增高，T大藥理醫學的女博士又說，餓的現象特別是在腦神經裡面，腦神經的細胞裡面發現這個學理，就是「越餓，人體內的粒線體會越多」。

人體全身的細胞有六十兆，但是特別在腦神經的細胞發現，在飢餓時，粒線體增生的現象明顯。那我問她是從哪裡看到的，她就說是 Mark Mattson 在 TED 演講 "Why fasting bolsters brain power" 聽到的，也就跟我之前說的一樣。我也是從約翰霍普斯金大學畢業的，跟 Mark Mattson 師出同門。這非常重要，因為我做「間歇式禁食」已經4年、又是在做營養醫療、用營養處方治療慢性病，這些我都是有專業背景，不只是學理背景，我還經過自己實證的經驗，將這些理論同步以身體執行成功。

在營養處方裡，對粒線體有幫助就是 Q10 輔酶。食物進來，要轉化成能量，轉換成能量就是粒線體的工作，但是在轉換成能量的過程中，如果缺少 Q10 輔酶，它就沒有辦法做這個工作，等於說在沒有「原料」的狀態下，這個「工廠」會完全「停電」，沒有辦法運作，這個細胞的「發電廠」等於沒有插電，無法正常運作。所以 Q10 它是一個非常棒的抗氧化劑，也是營養處方非常重要的一個成份。

越餓的時候，我們的能量會製造得越有效率。我們的基礎代謝率會升高，這就是減重的重點，越餓的時候會燃燒脂肪，燒脂肪才是真正的減重。又因為Mark Mattson是神經科學的博士，他的研究著重於神經科學，所以他發現越餓的時候腦神經越靈光，不只是粒線體增加，連腦細胞都增加。

那腦細胞是如何作用？用捷運站來比喻，腦細胞就好像一站一站的捷運站（Synapses），中文叫做「突觸」。這一站的腦細胞，會傳達給下一站的腦細胞，它們有觸角、會彼此碰觸、傳達訊息，這個「突觸」的數量，就是捷運站的數量會增加；越餓，會有越多捷運站產生，幫忙傳遞訊息，表示說越餓頭腦會越靈光。Mark Mattson發現像是阿茲海默症這種老年的腦神經退化這種疾病來說，飢餓超有用。

我邀請這個T大醫生來跟我合作，她不願意，因為她有「包袱」。這個包袱並不是T大的包袱，而是當其她醫師在開藥的時候，只有她在開營養處方，那其他醫師會怎麼看她？業界會怎麼看她？對她的專業評價又會怎麼想？因為沒有一個醫生像我這樣，大不了出來賣牛排嘛！在台灣當醫師，沒有我們想的那麼豁達、那麼簡單。這個T大醫師說想要默默的做，不想要公開，這樣沒有包袱，也可以比較長久。

所以台灣的醫界長年來被教育，有病就需要開藥、吃藥，這條路已經鎖死，鎖進死胡同了，就是這樣。所以我一直很想講醫學院、藥商這樣的共犯結構。許多外國的醫師在接觸營養醫學時也發現，原來很多醫學的研究都掌控在藥商上，形成這樣的共犯結構，要揭穿這個大型共犯結構得花費很多時間，又可以再寫一本書了。只是如果真的出書的話，以後配車要防彈、要保鑣、也要加保險。

健保的迷思與限制

台灣有世界第一的健保制度，卻只能照顧到頂多 **15%** 的病人，也就是重大疾病患者，這 **15%** 的病人就是需要急診、開刀、住院、加護病房，這四個大的服務只有在醫院裡面、在健保裡面，照顧我們照顧得很好的。

其餘 **85%** 的病人不是這種病人，不需要去醫院，他們都在幹什麼？只在拿藥。台灣是全世界拿藥最多的國家，以至於健保局根本就是付不出這麼多藥的錢，所以應該要研究怎麼樣讓慢性病的病人可以不用吃藥。

健保制度對於慢性及退化性疾病束手無策。藥物無法治癒疾病，只能壓低數字，如：血壓、血糖、血脂、尿酸……等到 DNA 受到自由基長時間損害，變成癌細胞、腫瘤，才開刀切除。

85% 都是慢性病患，都在拿藥，其實他們可以不吃藥。所以我們要讓這些人知道不拿藥的方法。英文有一句話，我覺得很好，"Living too short, dying too long." 什麼意思？就是我們真正活得有品質的歲月很短，還活著但是一直在死去的時間很長，這個話是非常有道理的。

就是說你活著，但是你一直躺在病房裡面、身上插了很多的管，這種情況很長，在外面環遊世界的時間卻很短，這不是我們真正希望看見的；可是慢性病可能會讓你這樣，我們稍微看一下什麼叫做老化。

老化：自由基造成的細胞損害

關於老化有不少理論，但只有一個理論就是現在公認的，叫做「自由基襲擊細胞」所造成的老化，有很多現象，例如：皮膚會有皺紋，這就是皮膚的細胞老化，自由基攻擊久了，我們會有「老化」的現象，所以這都是從我們的細胞level開始，擴及組織與系統；擴及血管老化，就會變硬，同樣道理，自由基襲擊就是造成老化的主因，造成老化就會開始造成退化性疾病，而且極大部分的退化性疾病，直接跟自由基的攻擊活動是有連帶關係的。

很多人會想問：「自由基是蝦咪碗糕？」

人體遇到感染，90%都是病毒感染，很少是直接由細菌造成的。像是肝炎、愛滋病、H1N1、伊波拉、等等全都是病毒，我們的身體如果遭病毒入侵，死活很快見真章。被伊波拉病毒感染，過7天沒死，你就不會死，就是敵軍攻進來，你守住7天，你就贏，反之則輸。營養素的重要在於給細胞駐軍，給你第一線的免疫防線。

營養學討論的是，什麼是入侵的敵人，不只有細菌、病毒、還有自由基。自由基就是它是一個分子，或許它是氧氣、或許它是氮氣、或許它是氫氣等等，但是它少一個電子，正常電子在分子外面的軌道環繞都是偶數，如果它是奇數，就變成自由基。

到底什麼是自由基？自由基是含奇數電子的分子或分子碎片，它會搶鄰近分子的電子造成DNA破壞，產生病變。自由基很不穩定，存活時間極短，活性周期以兆分之一秒計算；非常易變，並在生成的瞬間與其他分子產生劇烈的反應。

自由基的來源有哪些？

舉凡：壓力、太陽光照射、鍛鍊過量、吸烟、航空旅遊、食品添加劑、藥物、X－射線等、有毒污染的水、殺蟲劑、空氣污染等這些東西，通通給我們自由基，所以自由基是躲不過的東西，自由基跟我們生活周遭任何東西息息相關，就是說我們不要讓這些自由基進來，是不可能的事情。

有一個統計是這樣的，人的一輩子歷經自由基進入身體，又從我們身體出去的，或者又被代謝掉的有多少？答案是總共有7公噸！非常驚人的數量，而且怎麼都躲不掉。

自由基：細胞最懼怕的恐怖份子

正常的分子外面有一環電子，電子只要是偶數（2、4、6、8）就安全了，但是它只要變成奇數（1、3、5、7），就變成自由基。自由基會變得不安分，它會去搶別人的電子，搶久了它就會造成細胞膜的破洞，進而破壞裡面的DNA，然後產生病變。

自由基就像是與細胞同歸於盡的炸彈客，就像小火花在客廳地毯上燒出一個個小洞，這些充滿活力的小粒子在細胞內跳來跳去，嚴重傷害內在的機械運轉。只要自由基經過的地方，就會哀鴻遍野、死傷無數，在細胞膜上留下無數微小漏洞、撕毀蛋白質與脂肪分子，它不但是可怕的東西，更給細胞留下可怕的後果！

到目前為止，學者發現八十多種退化性疾病與自由基造成的氧化壓迫有密切關連，這些疾病並非分開發生的事件，而是老化過程不同的表達方式，80～90%退化性疾病與自由基的活動相關。

慢性疾病有四大天王叫做：心臟病、高血壓、糖尿病、癌症。我以前當外科醫師的時候，一天為6個乳癌患者開刀，後來開始想說，我是不是要做一些事情讓這些乳癌的機率減少，而不是看到乳癌就把它切掉、看到腫瘤就把它幹掉。

外科醫師好像很厲害，可是長這樣一顆腫瘤你知道要多少時間嗎？不是二十天、不是二十個月，而是二十年！你有二十年的時間，讓腫瘤成長，為什麼不多花一點時間，讓它不長成那樣？不是說等二十年它來了，來一個，就切一個。所以這是我自己的反省。

自由基的剋星：抗氧化酵素

抗氧化酵素是自由基的剋星，它具消滅自由基能力的化學物質及酵素，捐出電子給自由基，積極參與細胞內抗氧化劑與抗氧化酵素系統的生成及調節，在關鍵時刻供應足以抵抗自由基毒素殘害之內部戰力，包含：觸酶 Catalase、麩胺基硫過氧化酶 Glutathione peroxidase、過氧化物反突變酶 Superoxide dismutase（SOD），將自由基轉變為無傷害性的分子，例如「水」。

百歲人瑞體內的抗氧化劑濃度往往比年輕它們廿、卅歲的人高出許多，同時自由基的含量則顯著低於同一群人。我們每一個人的身體裡面，都有上帝給我們抗氧化的酵素。

身體裡有這三種酵素：麩胺基硫過氧化酶 Glutathione peroxidase、觸酶 Catalase、過氧化物反突變酶 Superoxide dismutase（SOD）。

而且研究證明，若檢查長壽的人身上這三種抗氧化的酵素，抽出來濃度都比一般人高 30% 以上，所以你如果去進行檢驗顯示，這些酵素濃度超高，那恭喜你，你有長壽的基因。這三個酵素的系統，它只做一件事情，就是把所有細胞的作用最後變成水、水、水。

就是這三個系統，會把你所有細胞的最後的代謝物變成水，所以這是我們台灣人的智慧：「你有夠水」，你就是很水，越水越好就是這個意思。

但是這跟多喝水一點關係都沒有，我最討厭人家講說：「你要多喝水。」因為你只要講這句話，表示你很不專業。我以前醫美診所有一個美容師，每次服務完一個客人，她就會說：「請你回去要多喝水喲。」我把她叫進我的診間說：「明天再跟客人講這句話，妳就不要來上班了，因為表示妳一點都不專業。」

這種話誰不會講？誰都可以講多喝水，但是多喝水不代表你很水，真的。而且你多喝水或少喝水，你每天的尿量都是 2000 C.C.，什麼意思？就是你多喝水或少喝水，你都會喝 2000 C.C.，這是我們身體早就訂好的。你少喝水對不對？你有沒有喝湯？湯也是水啊！你有沒有喝咖啡？咖啡也是水啊！你有沒有吃水果？裡面都有水，加起來 2000 C.C.，每個人都差不多。所以我從來不講多喝水這件事情，沒有意義。

此外，抗氧化劑有三大類，分別是：維他命、礦物質、生物類黃酮（Bioflavonoids），也是我配營養處方的基本類別。

外面的營養產品太多了，今天朋友跟你講白藜蘆醇很好，明天又跟你講甲殼素很好，又有一個人講說蝦紅素很好，你到底要吃幾罐？你要吃的話，有500罐可以買，這就是台灣的現狀。

每個人家裡都一大堆，每一個人都吃，但是每一個人都不知道在吃什麼，而且也不知道吃出什麼效果。我營養處方裡面還有很多其他的東西，不一定是維他命，也不一定是礦物質，像是比較新的東西，最近又出來，像是生長因子是幹細胞的衍生物，很棒的東西，也不是藥，所以都很安全。

Chapter 5

讓營養啟動你身體的環保系統

身體也有一些維他命啊、礦物質讓我們可以製造一些輔酶系統。輔酶系統有三大類，像掃街道的清道夫一樣，或許一天沒掃，沒有感覺，但是一個禮拜沒有掃就掃不掉。掃不掉就會堆積，比如說血管就開始有粥狀組織、開始硬化，然後開始產生高血壓。

用營養素強化輔酶系統，做好體內環保、清除自由基，達到抗氧化的功效。抗氧化也等於抗老化，為什麼氧化是老化呢？比如一個切開的蘋果很快黑掉，如果你把檸檬汁塗在切開的蘋果上，它就比較慢黑掉，這就是抗氧化或延緩老化。

所以我們在抗氧化，輔酶系統要給力。

因此我們營養素就是要做體內的環保。那我們講為什麼禁食重要？禁食是清道夫裡面的King，是王牌老K！越禁食免疫力越好，還可以幫助輔酶系統。

5000多年前古埃及就有說過：「四分之一是我們該吃的，多吃的四分之三是多給醫生的收入。」"Humans live on one quarter of what they eat; on the other three quarters lives their doctor" 意思是說你應該只吃1/4，就不用看醫生，如果吃了比1/4更多，那剩下的都是給醫師賺的。越不吃、你越健康！吃越多不該吃的，越可能轉成疾病，該掃除而沒有掃除的東西越堆積在身體裡面，像是血管啊、器官啊等等，你就越快翹辮子。

5.1

沒有能量跟營養不良是兩回事

一般人會把體力跟營養混淆。營養充足與否不是用體力當指標。沒有能量跟營養不良是兩回事。禁食比較沒有能量，會比較怕冷，但沒有能量不等於營養不良。營養是否充足，跟你有沒有體力是無關的。

曾有四個女士在我醫美診所打牌，一打就打通霄、幾天不睡覺的。其中一個找我打美白針，我幫他在美白針裡面加上「B群」，因為「B群」一小瓶打下去，比喝一打的蠻牛還要有效。結果她精神特好，一直贏牌，其他三個看到她精神那麼好，一直贏，也來找我打美白針。

可是這是體力，跟營養無關，她沒有營養的問題，而是體力的問題。

兩個金牌的減肥實證

本人輔導減重之巴西柔術羽量級選手出國比賽拿金牌！而且減重 proved to be the decisive factor，因為減6公斤後不但可以在羽量級出賽，而且身型矯捷，肌肉爆發力不減反增，贏的超輕鬆！

她比賽的項目叫做巴西柔術，是一種有技巧性的，由日本柔道所衍伸出來的運動，這個巴西柔術選手，她想要比的是羽量級，但是她的重量在羽量級之上，55公斤以內才可以比羽量級，她來找我時61公斤，只能參加65公斤以下的中量級，可能會遇上比她重量重的，就沒有勝算，所以她委託我在6週內幫她減6公斤，讓她可以去比羽量級。

6週後這名選手從61公斤成功減到55公斤，得兩塊金牌。我問她：「減重對你比賽有什麼幫助？」她說幫助超大！因為減重增肌的關係，她的體能有很大的突破，很像大人打小孩那般輕鬆，她很感謝我，因為一路過關斬將，贏得很輕鬆！

她最緊張的只是重量能不能減下來，其它她都不緊張，因為運動選手都要有量級考量，如果她沒有減這6公斤，就要跟上一個級別（中量級）的選手挑戰，遇到的對手都很強，毫無勝算。還沒有減重前，他們都會怕體重減下來會腿軟，事實證明多慮了！

這件事情也給我非常棒的一種經驗，因為能在6個禮拜幫她減6公斤，她的故事鼓舞了很多人，也讓我的理論有了「國家金牌」的光芒，是「鍍金」的實證！為什麼運動員那麼健康還需要補充營養處方？

其實，營養素絕對不是只有補充你的體力。體力是大卡，只要有熱量就有體力，但是肌肉的爆發力、耐力就不一定是體力，而是營養。

所以她需要我幫忙的地方就是——需要減體重，又需要增加肌肉爆發力，這是有點難的。通常增肌肉，會增脂肪，減脂肪也會減肌肉，怎麼做到增肌肉又減脂肪？這些就需要靠足夠的營養專業，才有辦法做到。

比如像是田徑，要多跳高1公分、多跑快0.01秒，這裡面就不是只有體力的問題，他的肌肉爆發力、他的耐久力、還有他的彈跳力等等，這些東西就差那個0.01秒、差那麼一公分，它所需要的營養的規劃是要到什麼程度？所以本人最近有「金牌醫師」的稱號，就是靠我的營養處方與減重療程幫選手贏得這兩塊金牌。

為什麼我們要作營養規劃？

在我們的生活環境中，沒有人缺乏營養，重點是當「氧化壓力」"Oxidative Stress" 來襲時，會造成疾病，嚴重的會造成猝死。

歐洲某名門的足球隊，其中一位球員很健康，但球踢到一半卻猝死在球場上。死因當然是心肌梗塞，可是他為什麼會心肌梗塞？他不是很健康嗎？天天在踢球跑來跑去，這種運動員健康的情況不是我們可以比的，為什麼會猝死？他的心臟突然間因為某種原因缺氧。心臟只要缺氧三分鐘，就足以讓一個健康的生命驟然消失。

這個情況，在營養醫學的解釋，就是當你遇到一個「氧化」的壓力時，自己是不知道、沒有感覺的。然後這個「氧化」的壓力發生，突然間，心臟缺氧三分鐘，生命就結束了。在這種「氧化」壓力的情況下，例如奧運選手、職業球員等，只要是夠專業的職業的運動團隊，一定都有做營養處方的規劃。既然在普羅大眾都認為「常運動一定很健康」的這些球員，都有做營養素的規劃，難道我們一般人不需要也為自己作營養規劃嗎？

5.2

從營養素探討影響細胞的層次

什麼是「營養醫學」？外面有類似的學派叫做「功能醫學」。「功能醫學」的功能是指什麼功能？比如說細胞的功能好了，他的level分得比較細。細胞會出問題，代表某個營養素的不平衡或缺乏，而產生問題。用手機與手機組裝工廠來比喻，讓大家易於了解。

如一支手機，缺一個零件，手機就做不出來。細胞是像手機一樣的組裝成品，缺一兩個零件（如果不是關鍵零組件）也許還能夠運作（細胞還能存活），不過卻卡在某個環節，總是不順。

比如說有人睡八小時才有精神，有人卻會因為睡過頭而萎靡。有些人因為精神不佳、覺得很困擾，但是他去醫院，醫院也沒有辦法開什麼藥給他。缺乏某些營養素亦然，檢查不出什麼疾病，症狀（失眠、頭痛等）卻揮之不去。

當你睡不著，要醫院給你開安眠藥，這個安眠藥不是讓你睡著，而是把你打昏。這顯示在細胞的層次有一些缺乏，但沒有幫它（細胞）補足的時候，手機功能就故障了。功能醫學、營養醫學就是講這方面的東西。

營養素補給，包羅萬象，重點是要讓細胞發揮全面性的功能。它是怎樣的細胞就需要怎樣的功能，它是胰島細胞就需要產生胰島素；它是心臟細胞，就是要收縮；它是骨骼細胞就是要給你身體強壯的結構，所以細胞都有不同的功能，不同的功能需要不同的原料。

心臟需要跳動，它不是卡路里一進來，就會跳動，而是需要轉換為一個能量的單位才能使用，這叫做分子細胞學，這就是細胞的層次，很細的東西。單位叫做「ATP」。一個 ATP 能提供 7000 大卡，它是一個能量的單位。多少 ATP 能供給心臟跳動，就像我們加多少油可以跑幾公里，這都是可以計算的。

食物轉換成 ATP，ATP 再轉換成大卡，細胞裡面需要一個東西叫做粒線體，粒線體在心臟又特別多，因為它就是發電廠。粒線體需要什麼營養素才能發揮能量？它叫做 Q10 的輔酶。

Q10 這個營養素如果不夠的話，心臟的粒線體就產生不出能量，跳動就沒有那麼有力。所以那叫做心臟衰竭，它不是沒有跳，而是壓縮血液壓縮出去的力道不夠，心臟功能就不順暢。

Q10過去是心臟用藥，也用來製成健康食品。粒線體沒有Q10，就發不了電沒辦法轉換成能量。以手機來說，最貴的就是主機板、螢幕與手機殼，這三個就是手機的關鍵零組件。所以Q10是心臟最重要的營養素，是心臟的關鍵零組件。

我們需要營養素日常也在攝取，重點是夠不夠？

例如吃水果：檸檬、柳橙、柑橘、奇異果等，我們需要它們裡面含的維他命C，維他命C有很多作用，其中最重要的是免疫跟抗病毒，但請問我們每天吃幾個才夠？「足量」是跟「類型」一樣重要的事！

營養也有「分大小」

營養素包羅萬象，供應不同功能。吃食物一定會有體力，1克的糖4卡，

1克的脂肪9卡，只要吃進就有這些東西。但你吃進來這些熱量，有了體力，不代表你吃到足夠的營養素。

營養分大小，大營養素就是我們每天吃的，一般分為三種：碳水化合物（醣、澱粉）、蛋白質、脂肪，我們大部分的時間吃到我們比較不需要吃的，叫做大卡、卡路里。另外，小營養素也分三大類：維他命、礦物質、植物類黃酮。

大營養素跟小營養素的差別為，大營養素裡面可能會有含小營養素，就是食物裡面也有含維他命、礦物質以及植物類黃酮。你會說既然大營養素裡面可能會有含小營養素，我就吃大營養素就夠了，為什麼我們要再吃小營養素？

因為有含不代表足夠，大營養素裡面有大卡，小營養素裡面沒有大卡，我們需要的不是多餘的大卡，而是足夠的營養素。

比如說有一個很好的抗氧化劑，叫做葡萄籽精華 但是它的營養素集中在皮，特別是紅葡萄的皮，還有籽。但是吃葡萄時，籽我們不會吃嘛，對不對？而皮也有很多人不吃，結果我們吃到的葡萄肉裡面全部都是糖，完全沒有吃到營養素，這就是很多人不知道的。

為什麼白酒沒有紅酒好？因為紅酒是由紅葡萄皮去釀造成的。也是相同的道理，因此，「吃到了」跟「吃對了」是兩件不一樣的事情。

我們應該要把大卡數、熱量跟營養素要分開，才會有市面上販售的營養品，也就是健康食品。想要用蔬果的方式補足營養素，完全不可能，這就是健康食品的精神。

我最喜歡配給人家服用的營養素之一叫做「葡萄籽精華」，吃了小小一顆等於吃了15～30串紅葡萄。但是如果你真的去吃了15～30串葡萄，趕快去量血糖，這個時候數字會很漂亮，一定高到屋頂。如果你有糖尿病，可以這樣吃嗎？

另外，比如剛才提到：LDL只要不氧化，它就沒事，可是它有可能氧化。你要靠營養素來抗氧化，只靠攝取蔬果的量絕對不夠，因為你的胃太小，你可能要吃一卡車的蔬果，即使你屬牛、有四個胃還是不夠。

5.3

"All or Nothing"
食補，補了什麼？

有人說：「我的細胞不健康，食補就好了。」食補一般來說，會出現兩個普遍的問題：沒辦法補到該補的地方，或多吃了不該吃的東西，造成某種營養過剩的囤積。比如你為了增加維他命C而吃蘋果，但你吃蘋果是為了吃維他命C，也吃到果糖，因你沒有辦法把維他命C和糖分開。

如果你一天吃一顆蘋果，以預防感冒來說，這樣的維他命C的攝取是不足的。維他命C確實有免疫的功能，但要百分之百不感冒，你一天要吃1000毫克維他命C。也就是你一天要吃二十顆蘋果或柳橙或奇異果，補足這1000毫克維他命C的劑量，你一天沒有吃夠，很可能第二天就感冒了，就好像你沒有穿防彈背心，可能一個子彈來就被射中。

這個理論就是“All or Nothing” theory「全部或零理論」，要嘛就吃足夠，不然等於沒吃。

然而這只是維他命C而已，一天還要吃1000毫克就得吃這麼多水果，那其他的維他命呢？還有其他不是維他命的東西，我們也需要，沒有人有辦法每天吃這麼多。除了維他命C以外我們還需要維他命a、b、c、d「告軋低」（狗咬豬），要多少維他命，連醫師都搞不清楚，何況是一般民眾？我就會用營養醫學之專業幫人配這種處方，幫你補足所有需求，更進一步逆轉各種慢性疾病。

「營養醫療」即將翻轉現行醫學處方型態

我有一個約翰霍普斯金大學的同學，他是在中南部醫院的院長，自己也得了癌症，他自己用生機飲食調養，把自己的癌症醫好，然後說：「主流醫療犯了一些錯誤，就是不願意跟其他醫療方式整合」。

主流醫療會說：「你只能做我的化療、你只能接受我的開刀、你只能做我的療法，不能做其他的治療！你去吃什麼草藥，你去怎麼樣，你就是不跟我好好配合，你就是不配合的病人。」當然，也有的確實是旁門左道，來路不明的偏方趁人之危供病人亂抓一把。

但是，難道其他的醫療都無效嗎？我認為這件事情不能夠太傲慢的去一口咬定。我是西醫，絕對不是在否定所有的西醫，我畢竟是一個很正規的西醫體系訓練出來的醫師，我不會去講一些傷害我原來所屬醫療體系的話，不過我也承認西醫存在著缺失、有不足與限制。

在這種情況之下，要回過頭來檢視，有沒有什麼辦法可以輔助主流醫療的不足？這也就是為什麼我現在營養醫療其實都是跟主流的醫療一起在搭配。

請注意！我沒有說：你得癌症不要吃藥、不要開刀，來吃我的營養處方就好。我沒有這樣說、沒有這樣做，你還是有你的主治醫師，主治醫師都是我的同行、都是我的同學、都是一些癌症專家。

我在做的事情，是用營養處方來輔助你的免疫系統產生作用，因為癌症患者死亡的最大原因其實是營養不良；營養不良造成免疫力不好，進而感染、死亡。

所以當你的營養規劃很好的時候，即使你做了化療、也開刀，搭配起來，你的預後會很好，其實這才是更理想、達到最後大家想要看見的結果的醫療。

你的身體在經過手術的摧殘後，有了營養處方做基底支撐，修復身體細胞的功能，不但可以使生命獲得重生，在健康的護衣之下，還可以有很好的生活品質、很好的人生。

所以我說「不開藥的醫生才厲害」，並不是說什麼都不開，如果是隔空讓你的腫瘤消失，那我就變成江湖術士了？像我們教會幫病人禱告就會說：「喔……腫瘤就不見了！」一聽到這個，我就離開會場，因為我不要跟牧師搶生意，如果牧師這樣講就醫好了，我也不能吐他的槽啊，乖乖的離開吧。

但是，上帝在醫病人不是只有這種神奇的方法，醫病 99% 還是要靠醫師做對的處置，才能醫好的。市面上很多產品，價錢也不一樣。要如何判斷他是對我們身體有幫助？這個問題一般民眾無法回答，其他醫師會跟你說：「多吃蔬果飲食均衡」。

其實，有個觀念叫「知識不對等」，因為他不懂營養素這件事情，因為不管他醫學院念幾年，對營養素了解總共才7分鐘，因為根據統計，美國醫學院上課提到營養素，平均總共才7分鐘。

營養師能幫你規劃飲食，但他跟我講的不一樣，他說不出營養素如何逆轉慢性病，重點是怎樣將營養素變成一個「營養處方」，「營養處方」裡面的「劑量」怎麼拿捏，都不是營養師可以掌握的。

回到剛剛的問題，沒有單一一家公司會生產世界最好的營養品，所以你需要的營養素可能來自世界各地，不能說吃了哪個最補或最好，而是要觀察實際情況，將營養素以「劑量」調配成「營養處方」，才是身體真正的治本之道。如今我不是開刀的醫師，不是開藥的醫師，我是給健康的醫師，我深以此為榮為傲！

後記

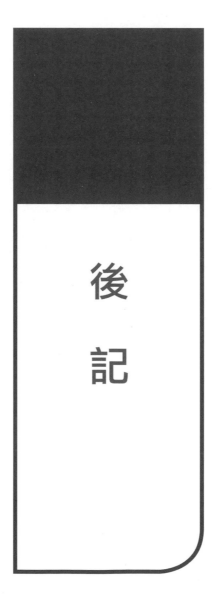

拜MED講座在YouTube爆紅所賜，有一天一位比丘尼來赴約諮詢，體型雖然不胖，卻全身慢性病，每天運動還是三高，血糖、血壓、血脂等檢驗數字高到屋頂，特別是血糖高到需要注射胰島素……你以為是她油膩素食所致？錯！幾乎只吃燙青菜，想買雞蛋都遭店家因出家人為由拒絕販售。

我強調吃肉的重要，不因對方是尼姑而迴避鼓勵吃牛肉的話題；她也同意吃肉的益處，並說明原來佛教並沒有強制人吃素，是後來某朝某帝怕人民造反藉宗教名義迫人吃素，如此才不至於因體力太好找麻煩。看來比丘尼是個讀書人，言談儒雅有禮，我們有很深入的溝通。

後來我覺得必須挑戰她，就直截了當說如果不能吃肉，我能幫的很有限；更毫不客氣的指出她被教育灌輸、所接受運用，以及身處之系統所容許她做的都是騙她的！問題出在核心（同心圓中央的「真理」）。

她除了燙青菜幾乎什麼都不能吃，卻全身是病；我什麼都能吃（特別是喜歡吃牛肉），卻醫好自己慢性病，誰對誰錯顯而易見！

耶穌曾經說：「你們必曉得真理，真理必叫你們得以自由。」（約八32）真理必定讓你得到自由，而不是束縛與限制；然而在飲食，特別是吃肉的議題上，太多人受限制或自我設限，被告知或自以為素食是最健康的飲食，真是天大謊言！

此同心圓是我發想出來的，從一把由上帝啟示而領受之「真健康金鑰」的一套真理而衍生正確（不偏差與誤導）的知識與優質資訊，進一步發展成為一系列生活型態的徹底改變做法，達到逆轉所有慢性、退化性與代謝性疾病之目的。而飲食方面不但百無禁忌，更積極追求與享受美食，最重要的是一點也沒有罪惡感。

同心圓的每個字我每天身體力行，作好榜樣以身作則，自己做不到的話不會加諸他人。到目前為止，對於減重與對付、逆轉慢性病上可說是無往不利，而且未逢對手。因為是真理，外表似乎強行霸道，裡面所發出的權柄卻讓找毛病的或競爭對手無法抵擋。

事實上，這已經觸及非醫療或超醫療領域，以絕對「事非對錯」來接受公斷，並勇敢聲稱握有「真健康」之金鑰匙，除了被賦予「開啟無人能關、關閉無人能開」之無上權柄外，還連帶承擔「領人進天堂門」的神聖任務。願上帝天父、耶穌、聖靈幫助，加添智慧力量，使我忠心打美好的仗，直到在你面前交帳之日，阿們！

筆記

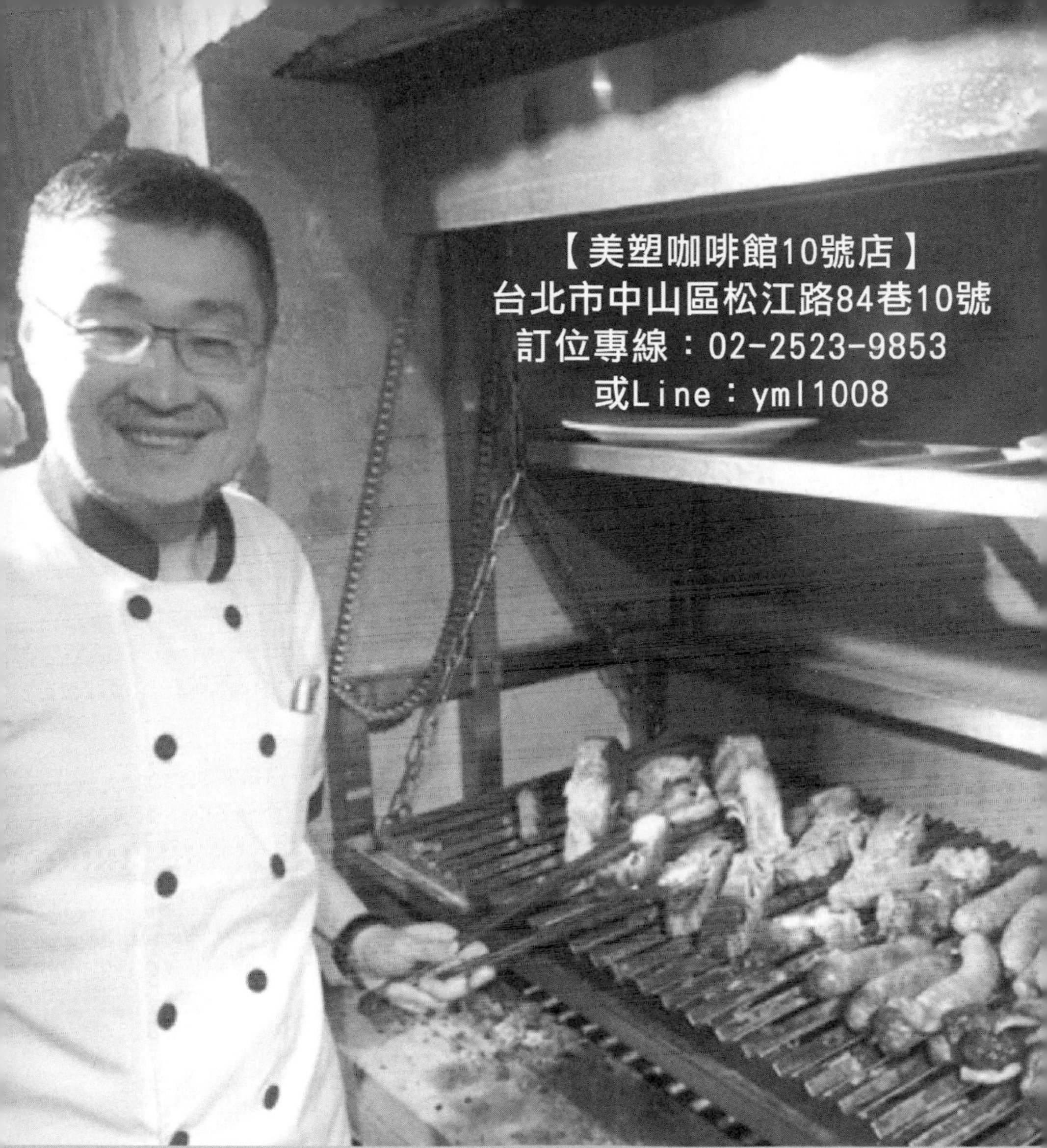
【美塑咖啡館10號店】
台北市中山區松江路84巷10號
訂位專線：02-2523-9853
或Line：yml1008

一位外科醫師為什麼會跑去開咖啡廳，又在咖啡廳裡面用阿根廷烤肉招待好友及 VIP 顧客？

答案很無釐頭，因為教創業課揪學生一起創業，後來學生們覺得此案與他們原先對創業的浪漫憧憬出入甚大而紛紛跳船，獨剩老師撐到現在，時滿三年。經營過程崎嶇坎坷，甚至發生火災，正要開始獲利之際硬生生賠到脫褲，一家店投資兩次，情何以堪……上帝容許一把火煉，老闆也隨著此靈感開始經營阿根廷烤肉，今成為「美塑咖啡館10號店」獨一無二的亮點，與「外科主廚醫師」不熟還吃不到勒！

【渠成文化】Pretty life 005

笨蛋！問題都出在三餐

作　　者　劉乂鳴
圖書策劃　匠心文創
發 行 人　張文豪
出版總監　柯延婷
編審校對　蔡青容
封面協力　L.MIU Design
內頁編排　邱惠儀
E-mail　cxwc0801@gmail.com
網　　址　https://www.facebook.com/CXWC0801
總 代 理　旭昇圖書有限公司
地　　址　新北市中和區中山路二段 352 號 2 樓
電　　話　02-2245-1480（代表號）
印　　製　鴻霖印刷傳媒股份有限公司
定　　價　新台幣 360 元
初版一刷　2018 年 2 月
初版十一刷　2019 年 7 月

ISBN 978-986-95798-4-1

國家圖書館出版品預行編目（CIP）資料

笨蛋！問題都出在三餐 / 劉乂鳴著. -- 初版. -- 臺北市 : 匠心文化創意行銷, 2018.02
面；　公分. -- (Pretty life ; 005)
ISBN 978-986-95798-4-1(平裝)

1.978-986-95798-4-1

411.1　　107001681